AF549310

sirtaro bruno hahn • Marie-Luise Schäffler

BachBlüten erleben

Ein energetisches Praxisbuch

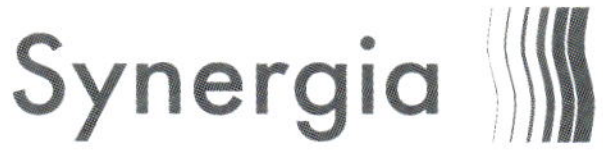

1. Auflage 2016
Veröffentlicht im Synergia Verlag, Basel, Zürich, Roßdorf
eine Marke der Sentovision GmbH
www.synergia-verlag.ch

Foto von Dr. Bach (Seite 8): Quelle nicht bekannt

Gestaltung: sirtaro bruno hahn
Printed in EU

ISBN 978-3-906873138

Abbildung Titel: imagami „Star of Bethlehem"

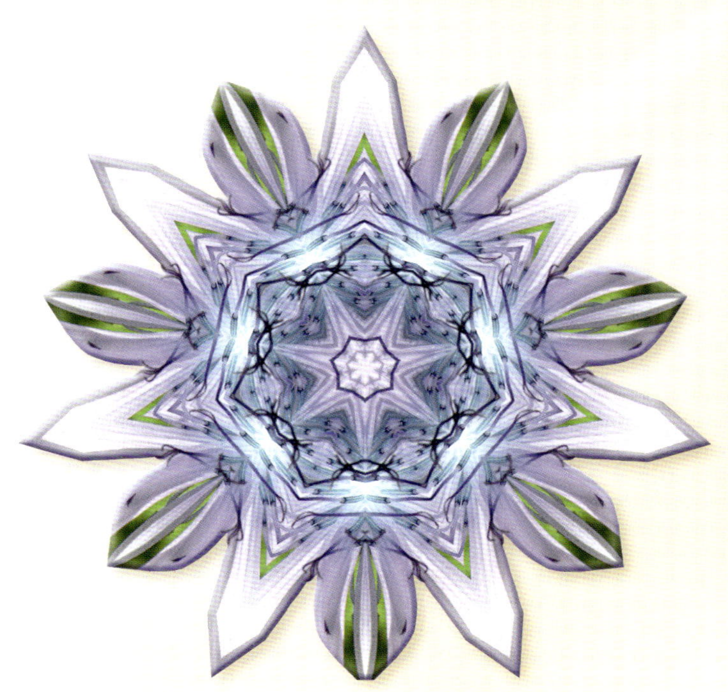

sirtaro bruno hahn • Marie-Luise Schäffler

BachBlüten erleben

Ein energetisches Praxisbuch

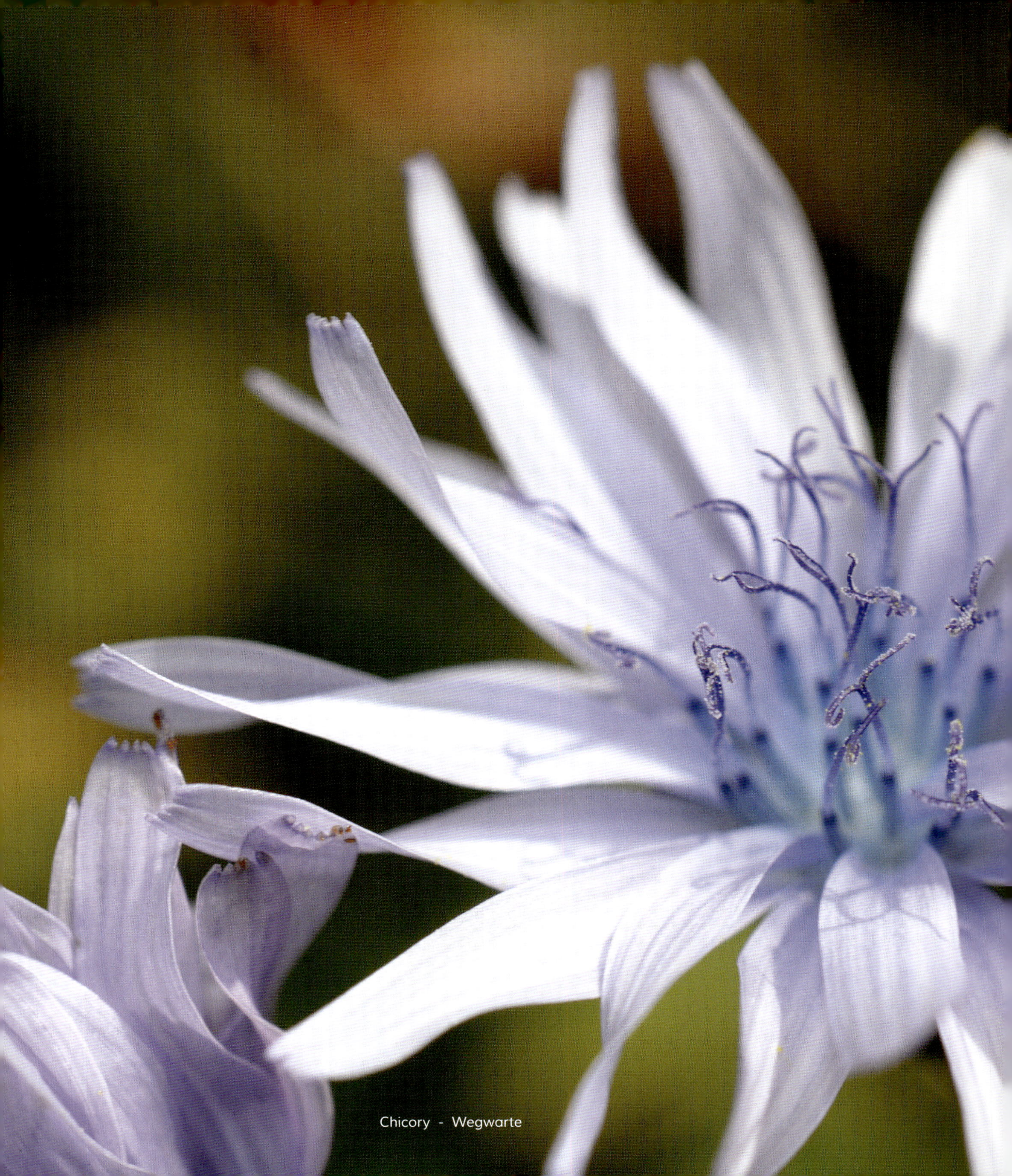

Chicory - Wegwarte

BachBlüten erleben

Dieses Buch handelt von den Blüten und Energien, mit denen Edward Bach in einem besonderen Verfahren hochschwingende Essenzen entwickelte. Als behandelnder Arzt erkannte er die Krankheiten seiner Patienten als Folgen bestimmter Gedankenmuster. Deshalb begann Dr. Bach die Gedankenebene direkt zu behandeln, bevor deren krankmachende Wirkungen einen körperlichen Ausdruck annehmen konnten. Dr. Bach wählte 38 Blüten als Repräsentanten seelischer Gesundheit und verstand es, mit ihnen energetisch wirksame Heilmittel zu gewinnen.

BachBlüten und ihre wunderbaren Wirkungen auf die geistig emotionale Balance wurden bereits in zahllosen Büchern ausgiebig beschrieben. Dieses energetische Praxisbuch öffnet ein neues Kapitel im Umgang mit feinstofflichen Blütenenergien. Wählte man bislang „seine" Blüten nach der Beschreibung ihrer Wirkweisen, ist es nun möglich, jeder Blüte in ihrem eigenen Seelenraum direkt zu begegnen. Der bewusste Kontakt zu den Blüten und die aktive Auseinandersetzung mit ihrer Thematik sind ein zeitgemäßer und selbstverantwortlicher Weg zu einer authentischen und zufriedenen Lebensweise.

Die besonderen Worte und die energetisch wirksamen Bilder dieses Buches erschaffen Schwingungsräume, in denen sich jede Blüte öffnen und wesenhaft erfahren werden kann. Die feinen Sprachfiguren Marie-Luise Schäfflers offenbaren die besonderen Muster seelischer Bedrängnis und führen in wirksamen Worten ihrer Erlösung entgegen. imagami Bilder sind energetisierende Naturfotografien. Sie aktivieren die Präsenz der Blüten und erlauben auf einer energetischen Ebene, in einen meditativen Kontakt und in einen seelischen Austausch zu treten.

Die imagami Methode ermöglicht zudem, Blütenessenzen zum Einnehmen direkt von den Kraftbildern dieses Buches zu gewinnen. Ausführliches Basiswissen zu den BachBlüten und einfache Anleitungen für die praktische Arbeit mit Blütenenergien machen dieses Buch zu einem wertvollen und hilfreichen Begleiter auf dem Weg zu mehr Gesundheit und Lebensfreude.

Dieses Buch ist den Blütenwesen, ihrer Hingabe und Hilfsbereitschaft in Dankbarkeit gewidmet und auch den Menschen, die lichtvolle Impulse aufnehmen, sich erkennen und wandeln.

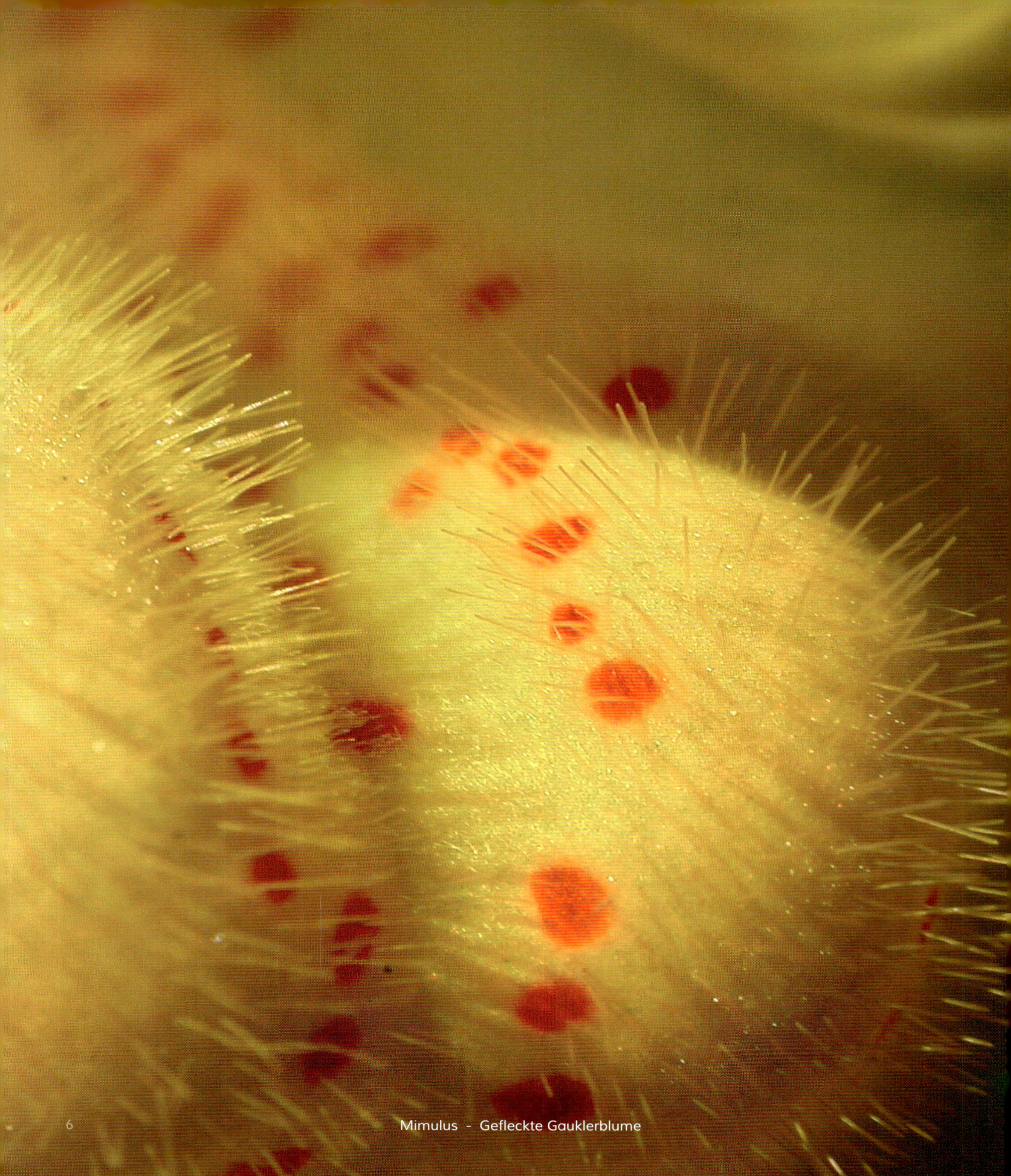

Mimulus - Gefleckte Gauklerblume

Inhalt

Der Weg Edward Bachs zur BachBlüten-Therapie

Dr. Edward Bach (24.09.1886-27.11.1936), der Begründer der BachBlüten-Therapie, fühlte sich von Jugend an der Natur eng verbunden und zeichnete sich durch großes Mitgefühl für alle leidenden Wesen aus. Als tiefgläubiger Mensch schwankte er daher längere Zeit zwischen den beiden Berufszielen Arzt und Theologe. Die Lehrzeit in der Messinggießerei seines Vaters ließ ihn, als scharfen Beobachter, erste Erkenntnisse über das Zusammenspiel von körperlicher Krankheit und seelischen Konflikten bei den Arbeitern gewinnen.

Er entschied sich für ein Medizinstudium und wurde als Bakteriologe sehr erfolgreich, da er Zusammenhänge entdeckte zwischen spezifischen Bakterienstämmen im menschlichen Darm und chronischen Erkrankungen. Dieser Erkenntnis wollte er weiter nachgehen und eine neue Therapieform finden. Im Alter von 31 Jahren erlitt Bach einen gesundheitlichen Zusammenbruch; die Prognose nach der Operation eines bösartigen Milztumors gab ihm noch drei Monate zu leben. Er überwand jedoch in diesen drei Monaten diese schwere Krise vollständig, da er unter allen Umständen sein Forschungsvorhaben zu Ende bringen wollte. Nach seiner Genesung trat er im Homoeopathic Hospital in London seinen Dienst an und kam dort mit Samuel Hahnemanns Organon der Heilkunst in Berührung. Dieses Werk des Begründers der Homöopathie beeinflusste Bachs Arbeit in hohem Maße und er entwickelte daraufhin jene sieben Nosoden, die später nach ihm benannt wurden. Sie gehören längst zum internationalen Arzneischatz der Homöopathie.

Obwohl er vielen Kranken helfen konnte, stellte ihn diese Lösung nicht zufrieden. Er beabsichtigte, seine Patienten nicht auf Dauer mit Arzneien zu behandeln, die aus pathologischem Material gewonnen werden. Es sollten reine Heilmittel aus dem Pflanzenreich sein. Zudem wollte er nicht länger allein körperliche Symptome beseitigen sondern ein tiefgreifendes Heilungssystem entwickeln.

Mittlerweile in einer eigenen Praxis tätig, unterschied Bach bei seinen Patienten verschiedene seelische Persönlichkeitstypen und deren dazugehörige Reaktionsmuster. Er erarbeitete eine Typisierung, die sieben Gruppen umfasste. Bis heute orientiert sich die klassische BachBlüten-Therapie an diesen sieben Gruppen, in welche alle 38 Blüten untergliedert sind. Sie entsprechen 38 unterschiedlichen archetypischen Grundmustern der menschlichen Seele.

Bach war überzeugt davon, mit den richtigen Pflanzenheilmitteln den Kranken besser helfen zu können als mit der herkömmlichen Schulmedizin. Dieses Ansinnen wurde von der Ärztekammer mit der Androhung einer Streichung aus dem Ärzteregister beantwortet, doch Bach ging seinen Weg. Er schloss 1930 seine florierende Praxis und widmete sich Charakterstudien und der Suche nach den notwendigen Pflanzen. Diese sollten aufgrund ihrer hohen Eigenschwingung in der Lage sein, das gestörte Energiesystem eines erkrankten Individuums zu reharmonisieren, indem sie den Kontakt mit jener spirituellen Energie herstellen, die Körper und Geist reinigt und heilt. Für Bach war Krankheit keine Strafe Gottes, sondern vielmehr ein Hinweis der Seele auf Fehlverhalten. Bach sprach von „geistigen Missverständnissen“.

Innerhalb von vier Jahren fand Bach mit Unterstützung seiner Assistentin und späteren Nachfolgerin Nora Weeks die ersten 19 Blüten, die seiner Vorstellung entsprachen und die er gezielt für die zuvor definierten Seelenzustände in der Natur gesucht hatte. Er behandelte von nun an die Kranken ausschließlich mit diesen neu gefundenen Flower Remedies. Ihre Zubereitung erfolgte mittels eines Herstellungsverfahrens, das er selbst entwickelt hatte und als eine Art neuer Potenzierung verstand: Die Sonnenmethode. Sie findet auch heute noch bei all jenen Blüten Anwendung, die vom späten Frühling bis zum Sommer blühen: Man pflückt sie an einem sonnigen Morgen vor neun Uhr mit einem grünen Blatt zwischen den Fingern und legt sie in eine Schale, die mit Quellwasser gefüllt ist. Diese bleibt dann für etwa vier Stunden in der direkten Sonne stehen. Danach werden die nun welkenden Blüten entfernt; das Quellwasser ist mit den Schwingungen der Blüten imprägniert und wird, mit Alkohol konserviert, in eine Flasche abgegossen.

Bei Blüten der Sträucher und Bäume, die sehr frühzeitig im Jahr blühen, wird die Kochmethode angewandt, die ebenfalls von Dr. Bach eingesetzt wurde: Auch diese Blüten werden mit einem grünen Blatt zwischen den Fingern gepflückt, vorzugsweise wiederum vor neun Uhr morgens bei wolkenlosem Himmel. Dann aber werden sie ausgekocht, mehrfach gefiltert und schließlich, mit Alkohol gemischt, in eine Flasche gefüllt. Durch diese beiden Aufbereitungsverfahren werden also die energetischen Muster der Blüten auf das Wasser übertragen und in den Clusterstrukturen des kristallin-flüssigen Teils des Wassers gespeichert. Ähnlich der Hochpotenz-Homöopathie ist demnach die BachBlüten-Therapie den Therapien mit Informationen zuzurechnen.

Bach wähnte mit 19 Blüten sein Heilungssystem abgeschlossen, doch seine eigene Seele belehrte ihn eines Besseren: Seine Sensibilität verstärkte sich ins Unerträgliche; er durchlitt neue, belastende Gemütszustände, teils mit heftigen körperlichen Beschwerden, die ihn veranlassten, weitere Blüten zu suchen. Er hatte sich mittlerweile in Sotwell im Themse-Tal niedergelassen, und in dieser Umgebung fand er schließlich weitere 19 Blüten, die ihn in der jeweiligen Notlage innerhalb weniger Tage oder sogar Stunden völlig symptomfrei werden ließen. Er wusste nun zweifelsfrei sein System abgeschlossen und sein Werk vollendet. Um seine Erkenntnisse und seine Therapie einer breiteren Öffentlichkeit zugänglich zu machen unternahm er zahlreiche Vortragsreisen bis kurz vor seinem Tod. Bach starb am 27. November 1936 im Schlaf an Herzversagen.

Die BachBlüten-Therapie ist eine holistische Methode der Selbstheilung; jedes subtile Anzeichen einer seelischen Verstimmung kann Vorbote einer beginnenden körperlichen Krankheit sein und sollte Beachtung finden. Hier beginnt das Heilspektrum der BachBlüten: „Vorbeugung ist besser als Heilung, und diese Heilmittel helfen uns auf wunderbare Weise, unser Wohlbefinden aufrechtzuerhalten und uns vor dem Angriff unangenehmer Dinge zu schützen.“ (Edward Bach)

Die 38 Blüten des Dr. Bach

BachBlüten werden in englischer Sprache benannt. Hinter dem deutschen Planzennamen stehen zwei Seitenzahlen. Die erste führt zu einer charakteristischen Kurzbeschreibung, die zweite zu Blütengedicht und Abbildung.

Die Sieben Gruppen der BachBlüten im Kurzportrait

Dr. Bach erkannte bei seiner Arbeit mit Menschen verschiedene seelische Persönlichkeitstypen und Gemütszustände. Er unterschied sieben grundlegende Muster und ordnete seine Blütenessenzen sieben typischen Gruppen zu.

Erste Gruppe

Angstgefühle

Aspen, Cherry Plum, Mimulus, Red Chestnut, Rock Rose

Aspen > Seite 34

Die Zitterpappel gehört zu den Weidengewächsen und kommt von der Ebene bis ins Gebirge vor. Ihre Blüten beginnen bereits im Februar zu wachsen und bilden leicht klebrige Knospen. Im März blühen dann die ca. 5 bis 10 cm langen, silberhaarigen Blütenkätzchen.

Aspen ist hilfreich, wenn die Angstgefühle sehr vage sind und nicht konkret benannt werden können. Stimmungen werden ungefiltert wahrgenommen. Unwohlsein in überfüllten Räumen, Ahnungen kommenden Unheils, Ruhelosigkeit vor dem Schlafengehen, Alpträume, Neigung zu grundloser Furcht und eine allgemeine Übersensibilität zählen zu den Hauptsymptomen. Körperlich können Zittrigkeit, Zähneknirschen und bei Kindern Bettnässen ein Hinweis sein. Tiere schlafen schlecht und leiden extrem unter Streitigkeiten in der Familie.

Die Einnahme von Aspen stärkt die Fähigkeit, mit der eigenen Empfindsamkeit positiv zu arbeiten und das Erlebte realistisch einzustufen.

Cherry Plum > Seite 42

Die Kirschpflaume zählt zu den Rosengewächsen und ist heimisch u.a. in Kleinasien und im Kaukasus, sie wurde jedoch in Europa eingebürgert. Sie blüht im zeitigen Frühjahr, und ihre reinweißen Blüten sind etwas größer als die von Schlehe oder Weißdorn.

Cherry Plum wird benötigt, wenn die innere Anspannung zu groß wird und eine Kurzschlusshandlung zu befürchten ist. Jähzorn, der nur mühsam unterdrückt werden kann, allgemein fehlende Gelassenheit, suizidale Neigung, Angst, innerlich loszulassen: All dies lässt sich durch Cherry Plum bewältigen. Stresskopfschmerzen finden Linderung. Bei Kindern in der Trotzphase und bei Tieren, die zu überschießenden Reaktionen neigen, kann diese Bach-Blüte wirkungsvoll eingesetzt werden.

Wer Cherry Plum braucht, wird durch die Einnahme mehr innere Kraft, Gelassenheit in schwierigen Situationen und eine wohltuende Entkrampfung erfahren.

Mimulus > Seite70

Die gefleckte Gauklerblume, eine mehrjährige Halbrosettenpflanze, wächst an Wasserläufen und anderen feuchten Plätzen. Ursprünglich in Nordamerika und Neuseeland beheimatet, findet man sie mittlerweile fast in ganz Europa. Ihre Blüten sind gelb mit roten Flecken und fünfblättrig zusammengewachsen. Blütezeit ist von Juni bis Oktober.

Im Gegensatz zu Aspen sind die Ängste, die bewältigt werden müssen, bei Mimulus konkret. Es kann sich um Angst vor Gewittern, Dunkelheit, Operationen, Hunden etc. handeln oder auch um Platz- oder Schwellenangst. Unangenehme Pflichten werden gerne aufgeschoben und schwierige Situationen vermieden. Im körperlichen Bereich treten Schmerzen in der Schulter und/oder im Nacken auf, die gebessert werden; auch Nervenprobleme sprechen gut auf Mimulus an. Stottern und schnelles Erröten bei Kindern sowie Überängstlichkeit und bleibende Scheu bei Tieren können mit Mimulus erfolgreich behandelt werden.

Mit Hilfe von Mimulus wächst der Mut, aus sich herauszugehen und eine ganz neue persönliche Tapferkeit kann sich entwickeln.

Red Chestnut > Seite 80

Die Rote Kastanie ist ein sommergrüner Laubbaum aus der Familie der Rosskastaniengewächse, zu finden in Amerika, Mittel- und Westeuropa. Sie blüht im Mai mit rosafarben bis roten Blüten auf großen pyramidenförmigen Blütenständen.

Red Chestnut stärkt Menschen, die sich übermäßig um das Wohl ihrer Familie oder Nahestehender sorgen und dabei sich selbst nicht mehr ausreichend spüren. Dies kann so weit gehen, dass körperliche oder seelische Schmerzen anderer als eigene empfunden werden. Red Chestnut hilft auch Tieren, die ihre Jungen oder ihre Besitzer übermäßig verteidigen und beschützen.

Red Chestnut sorgt für die Erhaltung und Abgrenzung der eigenen Persönlichkeit.

Rock Rose > Seite 82

Das zu den Zistrosengewächsen zählende Gelbe Sonnenröschen rankt als buschige, weitverzweigte Pflanze auf kalkhaltigen, kiesigen Böden in Europa und Vorderasien. Die zitronengelben, fünfblättrigen Blüten öffnen sich zwischen Juni und September, meist nur vereinzelt oder paarweise zur gleichen Zeit.

Rock Rose ist unter den Bach-Blüten die erste Wahl, wenn aus Angst Panik wurde oder zu werden droht – bei geringen oder auch ernsten Anlässen. Die nervliche Belastbarkeit ist gering; Herzrasen, feuchte Hände und Darmbeschwerden treten bisweilen auf. Kinder mit Schulproblemen und Tiere, die vor Angst wie gelähmt sind sprechen gut auf eine Gabe Rock Rose an.

Rock Rose schenkt größere Gelassenheit in Krisensituationen.

Zweite Gruppe

Unsicherheit

Cerato, Gentian, Gorse, Hornbeam, Scleranthus, Wild Oat

Cerato > Seite 40

Bleiwurz oder Hornkraut stammt ursprünglich aus dem Himalaja und wird in Europa u.a. in Privatgärten und Parks kultiviert. Die Blume wächst 60 cm hoch und ihre tubenförmigen, blassblauen Blüten werden von August bis September gesammelt.

Cerato unterstützt Menschen, die der eigenen Urteilskraft misstrauen und selbst bei Alltagsentscheidungen fremden Rat einholen. Auch Alleinerziehenden kann Cerato für eine verbesserte Sicherheit in Erziehungsfragen eine Hilfe sein. Tiere, die sich Artgenossen gegenüber stark verunsichert verhalten oder aus dem Nest gefallene Vögel finden leichter zu innerer Ausgeglichenheit zurück.

Cerato regt das Vertrauen in intuitives Handeln ohne zweiflerische Vorbehalte an.

Gentian > Seite 54

Der Herbstenzian, ca. 15-20 cm hoch, gedeiht auf Sumpfwiesen und in Flachmooren bei sonniger Lage. Er blüht zwischen August und Oktober in blauen bis purpurnen Tönen.

Gentian ist geeignet bei grundsätzlich pessimistischer Weltsicht sowie bei gelegentlichen körperlichen Unpässlichkeiten, die nicht mehr als solche wahrgenommen werden sondern als hypochondrische Ängste sich manifestieren. Entmutigungen durch Hindernisse und große Skepsis gehören ebenfalls zum Symptomenspektrum dieser Bach-Blüte, die auch gut für mutlose, unentschlossene Kinder und für Tiere passt, die durch häufigen Besitzerwechsel verunsichert sind.

Gentian hilft mit, den Sinn des Lebens nicht anzuzweifeln, selbst wenn er verborgen scheint.

Gorse > Seite 56

Der Stechginster gehört zu den Schmetterlingsblütengewächsen und blüht gegen Winterende bis Juni/ Juli goldgelb. Er wurzelt in steinigen, kalkarmen Böden.

Bei Gorse zeigt sich die empfundene Perspektivlosigkeit noch absoluter als bei Gentian und findet oft Einsatz bei chronisch Kranken, die jede Hoffnung auf Besserung verloren haben und in Resignation und tiefer Mutlosigkeit verharren. Gerade auch bei Tieren ist zu beobachten, dass Gorse in Kombination mit Gentian vielfach bei chronifizierten Leiden den Genesungsprozess initiieren kann.

Gorse fördert neue Perspektiven in scheinbar ausweglosen Lebenslagen.

Hornbeam > Seite 64

Die Weißbuche steht vereinzelt oder in Gruppen in Hoch- und Niederwäldern. Die aufrecht wachsenden weiblichen Blüten und die hängenden männlichen Blüten öffnen sich von April bis Mai.

Hornbeam empfiehlt sich bei mentaler Überforderung wie zu langem Fernsehen, Lernen oder Sitzen am PC, Arbeitsunlust und Kopfleere, extremem Bedürfnis nach Stimulanzien und grundloser allgemeiner Unzufriedenheit. Meist ist der Kreislauf morgens nur schwer in Gang zu bringen. Kinder wollen nicht zur Schule gehen und Tiere sind appetitlos und antriebsarm.

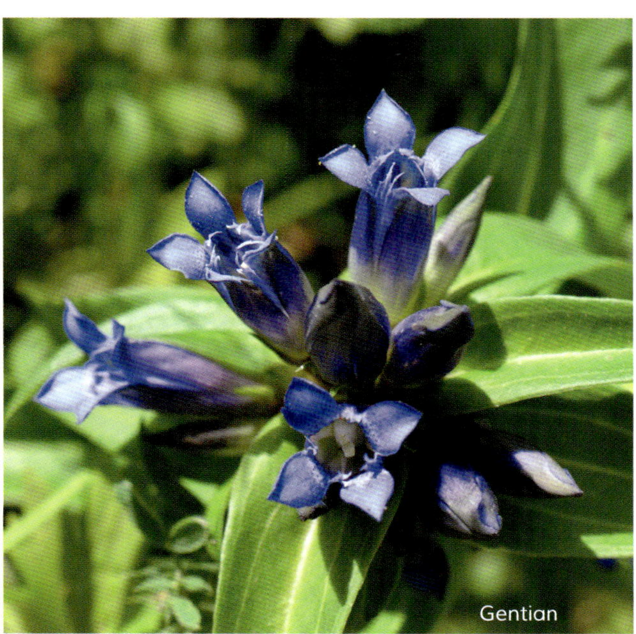

Gentian

Hornbeam eignet sich gut für die Nachbehandlung von Krankheiten bei Mensch und Tier zum Wiederaufbau seelischer Spannkraft.

Scleranthus > Seite 86

Der Einjährige Knäuel, ein Nelkengewächs, vorzufinden auf Äckern und sandigen Böden, ist eine bis zu 70 cm hohe kriechende oder buschige Pflanze, deren Stängel vielfach verflochten sind. Die Blütenbüschel zeigen von Juli bis September eine blasse oder dunkle Grünfärbung.

Scleranthus ist unter den Bach-Blüten die ausgleichende Kraft; Unentschiedenheit, Gefühlsextreme, Schwindelanfälle und widersprüchliche Krankheitssymptome fallen in ihr Ressort, ebenso Jugendliche in der Pubertät und Tiere, die launenhaft und unberechenbar sind.

Scleranthus fördert das seelisch-körperliche Gleichgewicht und die Entscheidungsfähigkeit.

Wild Oat > Seite 102

Die Waldtrespe, den Süßgräsern zugehörig, findet sich in feuchten Wäldern, im Gebüsch und an Wegrändern fast überall in Europa. Sie wird bis zu 1,20 m hoch und ihre doppelgeschlechtlichen Blüten sitzen versteckt an den Rispen. Blütezeit ist von Juli bis August.

Wer Wild Oat benötigt, ist in seinem eigenen Leben noch nicht recht angekommen; die Suche nach der Lebensaufgabe, langjährige Pläne, die nie realisiert wurden, tiefe Unzufriedenheit und viele offene Fragen führen zu Wild Oat. Jugendliche, die Orientierung suchen und lernfähige, intelligente Tiere ohne Ausdauer brauchen ebenfalls diese Bach-Blüte.

Wild Oat ist hilfreich bei der Klärung persönlicher Wünsche und Zielvorstellungen.

Dritte Gruppe

Geringes Gegenwartsbewusstsein

Chestnut Bud, Clematis, Honeysuckle, Mustard, Olive, White Chestnut, Wild Ros

Chestnut Bud > Seite 44

Die Knospe der Rosskastanie, eines Allee- oder Parkbaumes, ist groß und glänzend; sie verbirgt unter einer klebrigen Schicht von 14 Häuten Blüte und Blätter. Die Knospe öffnet sich bereits Anfang April. Die rote Blüte selbst wird für die Bach-Blüte White Chestnut verwendet.

Chestnut Bud ist angebracht bei allen stagnierenden Lernprozessen: Fehler, die sich wiederholen und Erfahrungen, die zu keiner Erkenntnis führen. Der Geist verzettelt sich leicht, Gedanken werden nicht zu Ende gebracht, da es an Fokussierung fehlt. Schüler schreiben schlechte Noten, obwohl sie sich vorbereitet haben. Tiere lassen sich nur schwer erziehen und behalten schlechte Angewohnheiten bei.

Chestnut Bud belebt stockende Entwicklungsvorgänge und hilft dabei, produktiv mit der eigenen Lebenserfahrung umzugehen.

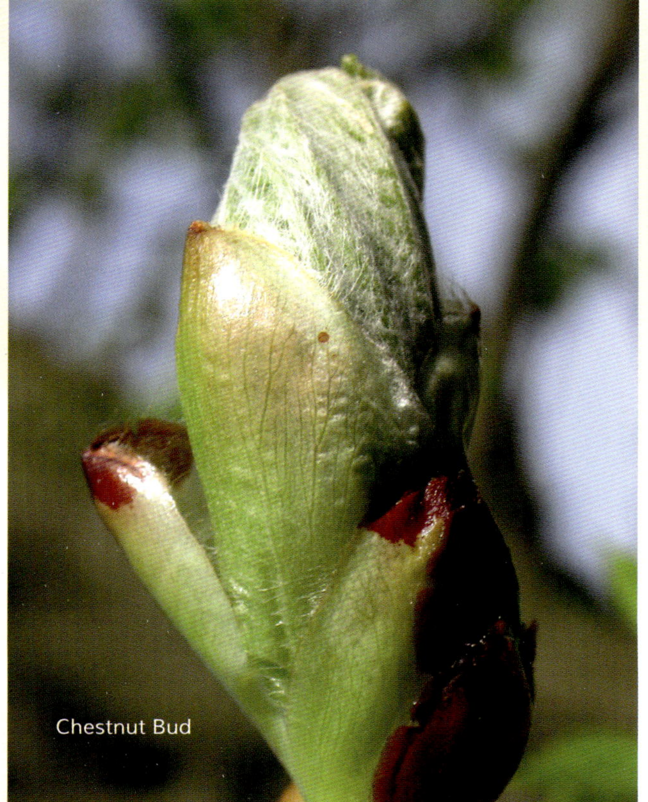

Chestnut Bud

Clematis > Seite 48

Die Weiße Waldrebe ist eine holzige Kletterpflanze und zählt zu den Hahnenfußgewächsen. Sie gedeiht auf kalkigem Boden, in Hecken und Wäldern. Von Juli bis September trägt sie wohlriechende Blüten mit vier grünlich-weißen, rahmfarbenen Kelchblättern. Im Herbst werden die Griffel silbrig-fadenförmig, daher der volkstümliche Name „Greisenbart".

Typisch für den Clematis-Zustand sind Realitätsflucht, Tagträumerei und auffälliges Desinteresse am aktuellen Geschehen. Auf der körperlichen Ebene können kalte Extremitäten, Neigung zu Ohnmachtsanfällen sowie Seh- und Hörstörungen ohne medizinische Ursache auftreten. Schulkindern fehlt es an Konzentration und Tiere zeigen sich teilnahmslos, schlafen vor sich hin.

Clematis weckt das Realitätsbewusstsein und trägt zur Erdung bei.

Honeysuckle > Seite 62

Das Geißblatt, auch bekannt unter dem Namen Jelängerjelieber, ist eine kräftige, angenehm duftende Kletterpflanze, die in Wäldern, an Waldrändern und auf Heideböden wächst. Ihre Blütenblätter sind außen rot und innen weiß, wobei sie sich bei der Bestäubung gelb färben. Hauptblütezeit ist Juni bis August.

Diese Bach-Blüte hat einen starken Bezug zur Vergangenheit: Wer den Blick nach vorne scheut, in Erinnerungen schwelgt, sich in neuer Umgebung schlecht eingewöhnt oder einen Verlust betrauert, kann sich mit Hilfe von Honeysuckle leichter mit der Gegenwart aussöhnen. Bei Kindern und Tieren wird diese Blütenessenz vor allem bei starkem Heimweh eingesetzt.

Honeysuckle erhöht die innere Bereitschaft, die Übermacht der Vergangenheit zu relativieren, um ganz im Hier und Heute gegenwärtig zu sein.

Mustard > Seite 72

Der Ackersenf, eine bis zu 60 cm hohe Pflanze, bevorzugt stickstoffreiche, lehmige Böden. Die Blüten sind leuchtend gelb und verändern sich von doldenförmig zu länglichen Samenschoten. Blütezeit ist Mai bis Juli.

Plötzliche Trauer, Melancholie oder Niedergeschlagenheit, für die es keinen erkennbaren Anlass gibt, erfährt durch Mustard eine Gemütsaufhellung. Leichte Depressionszustände, die sich mit heiteren Phasen abwechseln, können auftreten, wodurch gerade auch Frauen im Klimakterium und Männer bei einer Midlife Crisis gut auf Mustard ansprechen. Sehr hilfreich ist die Blüte bei traurigen Tieren, die selbstzerstörerische Tendenzen zeigen und sich Fell und Federn ausbeißen.

Mustard führt zu heiterer Gelassenheit und innerer Sicherheit bei allen Wechselfällen des Lebens.

Olive > Seite 76

Der im Mittelmeerraum beheimatete, immergrüne Olivenbaum blüht je nach Land in verschiedenen Frühlingsmonaten. Die kleinen Blüten sind von weißlicher Farbe und duften stark. Sie wachsen in Rispen aus den Blattachseln.

Das zentrale Thema von Olive ist die Erschöpfung auf körperlicher, geistiger und seelischer Ebene. Hierzu gehören auch psychosomatisch bedingte Störungen der Nierenfunktion, der Darmtätigkeit sowie diverse Hautirritationen. Zur Unterstützung bei Gesundungsprozessen empfiehlt es sich bei Mensch und Tier, Olive mit Hornbeam zu kombinieren.

Olive hilft dabei, sich zu regenerieren und mit neuer Kraft dem Alltag zu begegnen.

White Chestnut > Seite 100

Die Weiße Kastanie, ursprünglich in Südosteuropa beheimatet, ist in Mittel- und Westeuropa eingebürgert. Ende Mai oder Anfang Juni zeigen sich ihre gelblich-weißen Blüten, die später rötliche Flecken bekommen.

White Chestnut zentriert den ruhelosen Geist, der ständig um ein bestimmtes Thema kreiselt oder innere Dialoge und Selbstgespräche führt. Körperlich können Zähneknirschen und ein Spannungsgefühl im Stirn- und Augenbereich auftreten. Einschlafstörungen durch Gedankenandrang lassen sich mit White Chestnut oft beheben, so auch Konzentrationsmangel bei Kindern und nächtliches Umherwandern bei Tieren.

White Chestnut begünstigt gedankliche Klarheit und innere Ausgeglichenheit.

Wild Rose > Seite 104

Die Heckenrose, Stammart vieler Zuchtrosen, wächst an sonnigen Hecken, Waldrändern und steinigen Abhängen. Ihre weißen, hell- oder tiefrosafarbenen Blüten bestehen aus fünf großen, am vorderen Rand herzförmig eingebuchteten Kronblättern. Sie öffnen sich einzeln oder in Dreiergruppen zwischen Juni und August.

Die Symptome für Wild Rose sind deutlich und lassen wenig Zweifel an ihrer Wahl: Der völlige Verlust von Lebensfreude und Motivation, einhergehend mit seelischer Kapitulation und Selbstaufgabe sind unmissdeutbare Anzeichen. Die Unterscheidung zu Gorse liegt in der absoluten Passivität, die den Wild Rose-Zustand auszeichnet und die bei Gorse noch nicht vollständig ausgeprägt ist. Tiere, die apathisch sind und lebensüberdrüssig wirken, können mit einer Gabe dieser Blüte auf ihren Lebenswillen überprüft werden.

Mit Wild Rose kann sich ein neues, positives Lebensgefühl entwickeln, das wieder offen ist für aktive Teilnahme.

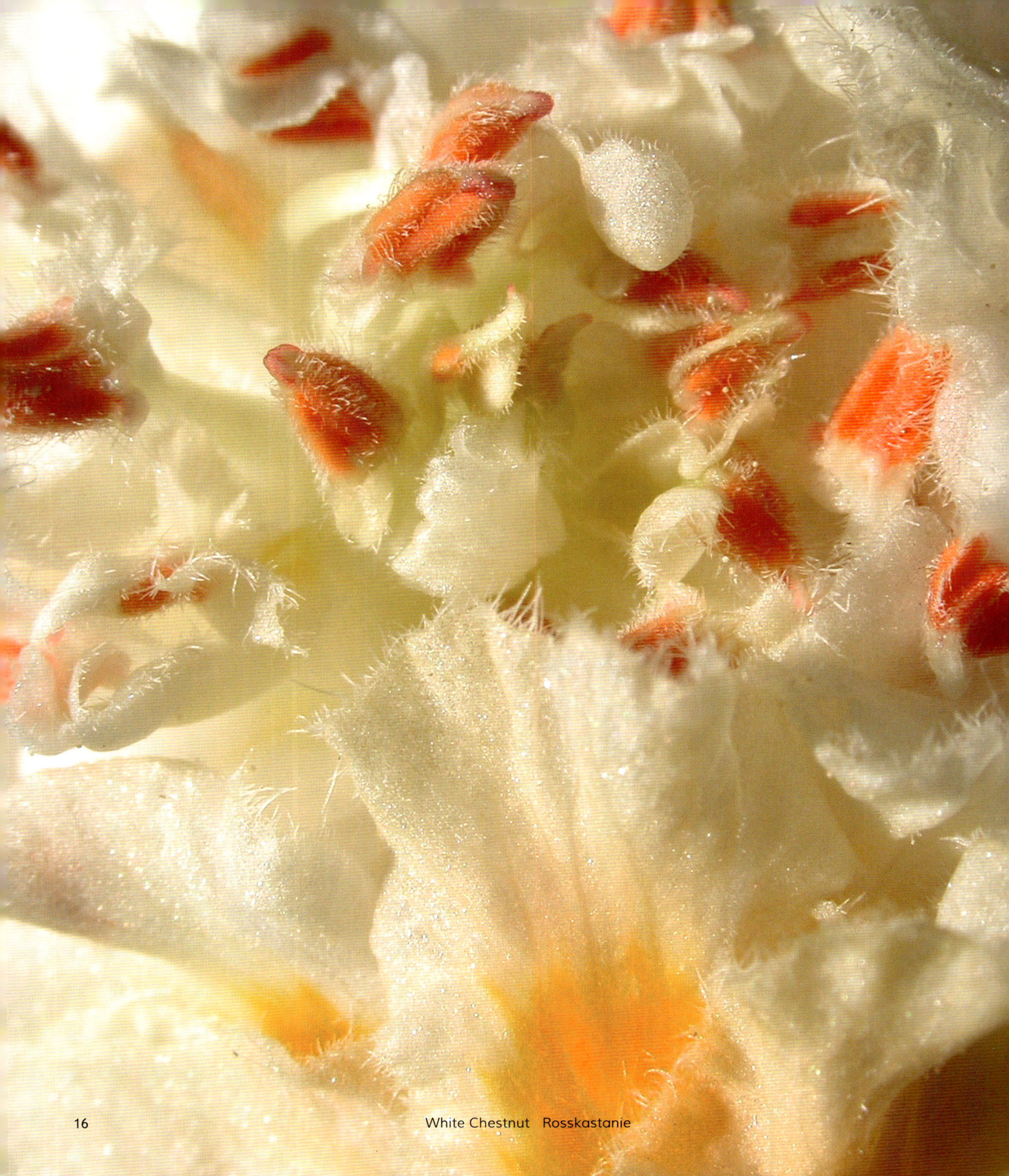

White Chestnut Rosskastanie

Vierte Gruppe

Einsamkeit

Heather, Impatiens, Water Violet

Heather > Seite 58

Das Schottische Heidekraut, in Deutschland auch als Besenheide bekannt, blüht zwischen Juli und September. Seine Blüten sind meist blaurosa, seltener auch weiß. Standorte sind Moore und mäßig trockene bis feuchte Heiden. Die rotblühende Erica ist keine Bach-Blüte.

Auffallend für einen Bedarf an Heather ist der übersteigerte Mitteilungsdrang, der Wunsch, überall im Mittelpunkt zu stehen. Alleinsein wird nur schwer ertragen; insgesamt ist eine kindlich-selbstbezogene Erwartungshaltung vorherrschend, die Zuwendung und Anteilnahme der anderen als selbstverständlich vorausgesetzt. Für Kinder in der Trotzphase – mit Vine kombiniert – und überanhängliche Tiere ist die Blüte ebenfalls sehr gut geeignet.

Heather mildert die eigene seelische Bedürftigkeit, sodass ein wachsendes Verständnis und Einfühlungsvermögen für die Umwelt möglich werden.

Impatiens > Seite 66

Das Drüsentragende Springkraut ist eine fleischige, bis ca. 190 cm hohe Pflanze. Beheimatet im Westhimalaja, in Indien und Kaschmir, ist sie seit dem 19. Jahrhundert in Europa eingebürgert und wächst an Flüssen und Kanalbänken. Ihre roséfarben bis kräftig rosaroten Blüten öffnen sich zwischen Juli und September.

Ungeduld, Ruhelosigkeit, Gereiztheit und Impulsivität deuten auf Impatiens hin; körperliche Anzeichen wie Hautunreinheiten und Heißhungerattacken sowie nervöses Augenzucken, fahrige Bewegungen und Fingertrommeln können hinzukommen. Kinder sind hyperaktiv und kauen an den Nägeln. Tiere neigen zu überschießenden Reaktionen und Juckreiz.

Impatiens hilft, mehr Geduld aufzubringen und einen Gang herunterzuschalten.

Water Violet > Seite 98

Die Sumpfwasserfeder, der Primelfamilie zugehörig, blüht von Mai bis Juni in langsam fließenden oder stehenden Gewässern, Weihern und Gräben. Ihre Blüten sind blasslila auf gelbem Zentrum und spiralförmig um den blattlosen Stängel geordnet.

Charakteristisch für den Water Violet-Zustand ist die äußere Unnahbarkeit und Distanziertheit, die große Zurückhaltung. Gefühle werden nicht gezeigt, persönliche Probleme nicht ausgesprochen. Körperlich äußert sich diese innerlich starre Haltung z.B. in Nackensteife und Muskelverkrampfungen. Kinder sind die Außenseiter in der Klasse, Tiere bleiben auf Distanz zu ihrem Besitzer und leiden oft unter Gelenkschmerzen.

Durch Water Violet kann sich ein aufgeschlossenes Verhältnis zur Mitwelt entwickeln.

Fünfte Gruppe

Leichte Beeinflussbarkeit

Agrimony, Centaury, Holly, Walnut

Agrimony > Seite 32

Der Odermennig gehört zu den Rosengewächsen und findet sich vorwiegend auf Feldern, an Straßenrändern und Bahnanlagen. Die Gesamthöhe beträgt bis zu 60 cm. An langen, konisch zulaufenden Blütenähren sitzen zwischen Juni und August kleine gelbe Blüten.

Ein starkes Harmoniebedürfnis ist das Hauptkennzeichen für Agrimony: Streitigkeiten und Missverständnisse sind unerträglich, manchmal ist der Griff zu Tabletten und Alkohol die einzige Fluchtmöglichkeit. Quälende Gedanken und innere Unruhe werden überspielt durch scheinbare Fröhlichkeit und Unbekümmertheit. Jede Art der Zerstreuung und Ablenkung ist willkommen. Bei Kindern ist nächtliches Zähneknirschen ein zusätzlicher Hinweis. Tiere sind ständig in Bewegung und wollen auch im Krankheitsfall keine Ruhepause.

Agrimony verbessert die Konfrontationsfähigkeit und die Akzeptanz der Welt, wie sie ist.

Centaury > Seite 38

Das Tausendgüldenkraut ist ein Enziangewächs und gedeiht auf trockenen Feldern, am Weges- und am Waldrand. Die Blüten sind klein und rosafarben, sie sitzen aufrecht auf der Spitze der Pflanze. Sie öffnen sich nur bei gutem Wetter, in den Monaten Juni bis August.

Wer Centaury braucht, kann schlecht nein sagen und ist immer bereit, andere zu unterstützen, ohne die eigenen Wünsche oder Gefühle zu berücksichtigen. Willensschwäche, Gutmütigkeit und die Angst, bei Weigerung nicht anerkannt und geschätzt zu sein, sind typisch für den Bedarf an dieser Blüte, die auch gut passt für schüchterne Kinder und unterwürfige Tiere, die anfällig sind für Infektionskrankheiten und Parasitenbefall.

Centaury fördert die Willenskraft und den Mut, eigene Bedürfnisse auszusprechen.

Holly > Seite 60

Die Stechpalme mit ihren stachlig gezahnten Laubblättern trägt von Mai bis Juni weiße, zart duftende Blüten; die weiblichen werden im Herbst zu roten Beeren. Sie kommt als Baum oder Strauch vor und steht unter Naturschutz, da sie in den Wäldern selten geworden ist.

Negative Empfindungen wie Neid, Aggressivität und Hassgefühle bestimmen das Spektrum von Holly. Bei Kindern, aber auch bei Erwachsenen und Tieren ist Eifersucht ein weiterer zentraler Aspekt. Holly ist zudem eine wichtige Begleitblüte, die aufgrund ihrer Herzenswärme fördernden Eigenschaft in vielen individuellen Mischungen verwendet wird.

Holly wirkt harmonisierend und gibt positiven Gefühlen neuen Raum.

Walnut > Seite 96

Die Walnuss ist ein bis zu 30 Meter hoher Baum, der ursprünglich im östlichen Mittelmeergebiet bis zum Himalaja beheimatet ist und in Mitteleuropa eingebürgert wurde. Die Blütezeit ist von April bis Mai, manchmal tritt sie gleichzeitig mit dem Laubausbruch ein. Die Blüten sind von grünlicher Farbe.

Jeder Neuanfang und jede einschneidende Veränderung der Lebensumstände werden durch Walnut erleichtert und unterstützt. Wer sich durch Berufswechsel, Scheidung, Umzug etc. leicht aus der Bahn geworfen fühlt, findet mit Walnut wieder zu seiner inneren Festigkeit zurück. Ebenfalls sehr hilfreich ist diese Blüte bei allen biologischen Wandlungsphasen und für neugeborene sowie sterbende Tiere.

Mit Walnut erfährt die verlorene innere Sicherheit eine Wiederbelebung.

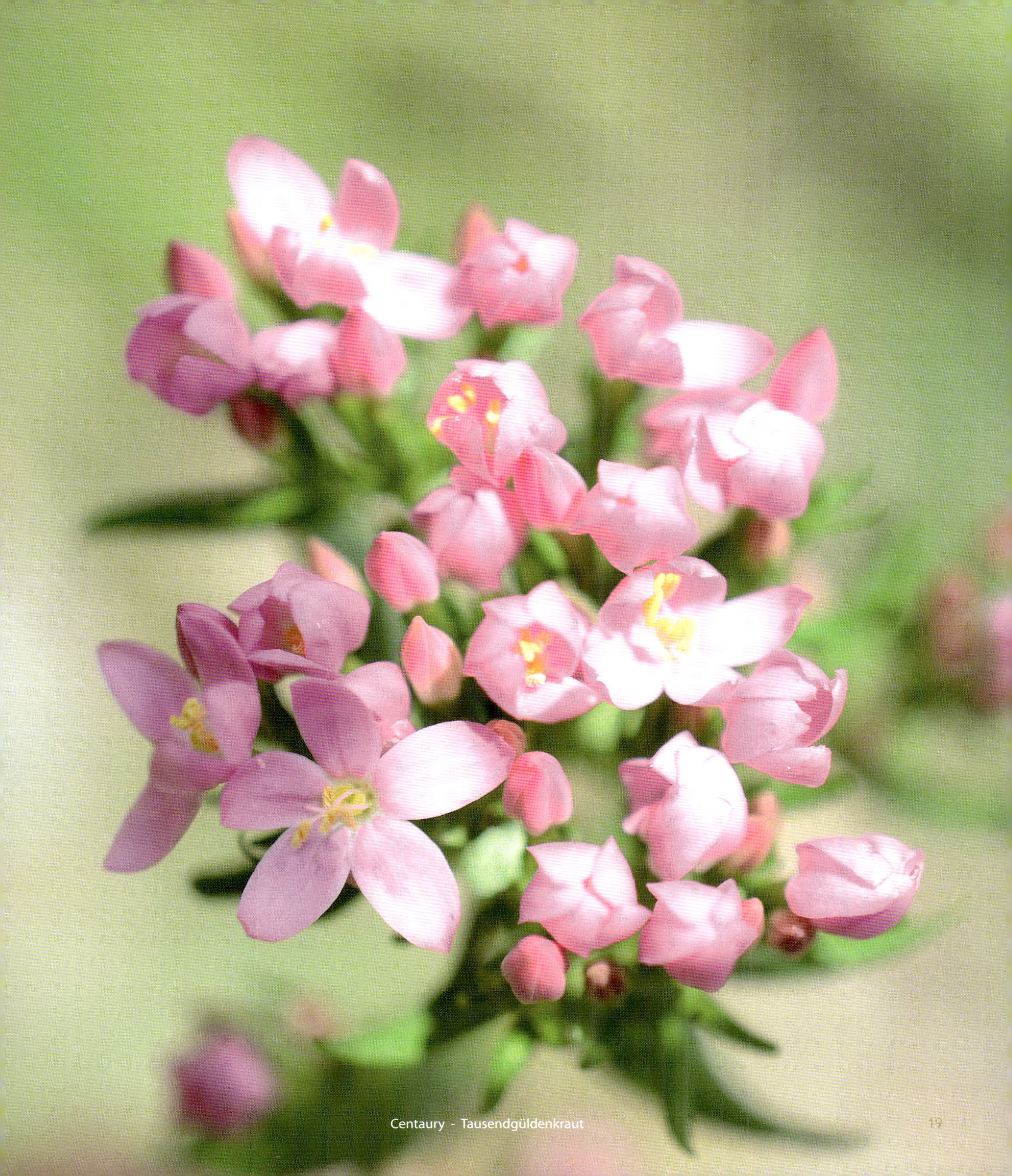

Centaury - Tausendgüldenkraut

Sechste Gruppe

Mutlosigkeit und Verzweiflung

Crab Apple, Elm, Larch, Oak, Pine, Star of Bethlehem, Sweet Chestnut, Willow

Crab Apple > Seite 50

Der Holzapfel gehört zu den Rosengewächsen und ist vermutlich ein verwilderter ehemaliger Kulturapfelbaum. Er wächst in Hecken, an Waldrändern und in Gebüschen. Seine herzförmigen Blütenblätter sind außen kräftig rosa und innen weiß mit einer leichten rosafarbenen Tönung. Die Blütezeit ist im Mai.

Reinheit, Ordnung und Perfektion sind die großen Themen von Crab Apple. Das Gefühl, sich ständig körperlich, aber auch geistig - seelisch reinigen zu müssen, ist überstark. Jede Form von Schmutz und Unordnung verursacht ein Unbehagen, der eigene Körper wird als defizitär abgelehnt. Waschzwang und Selbstekel können die Folge sein; vor allem bei Kindern kommt es zu Allergien und auffälligen Hautunreinheiten. Tiere scheuern sich an Wänden und Pfosten, entwickeln Leckekzeme.

Crab Apple ist zur Ausleitung von Schlacken und Giftstoffen sehr geeignet und vermittelt zugleich einen positiveren Bezug zur eigenen Körperlichkeit.

Elm > Seite 52

Die Ulme ist ein sommergrüner Laubbaum, dessen kleine, traubenförmige Blüten sich zwischen Februar und April vor dem Laubausbruch öffnen. Sie sind sehr zahlreich. Die ältesten Vertreter der Englischen Ulme sind über 400 Jahre alt und stehen in Brighton.

Bei Versagensängsten, Überlastung, Erschöpfungszuständen und dem Wunsch, keine Verantwortung mehr tragen zu müssen ist Elm das Mittel der Wahl. Diese Zustände treten meist plötzlich bei Personen auf, die normalerweise tatkräftig und erfolgreich sind. Für Schulkinder, die Angst vor Klausuren haben und für Tiere, die zeitweilig mit ihrer Mutterrolle überfordert sind, ist diese Bach-Blüte ebenfalls gut geeignet.

Elm führt zur gewohnten Selbstsicherheit und Belastbarkeit zurück.

Larch > Seite 68

Die Europäische Lärche, ein winterharter Nadelbaum, zeigt frei stehend nach ca. 15 bis 20 Jahren erstmals Blüten, die hellgelb und kugelig sind (männlich) oder rosa bis dunkelrot und zapfenartig (weiblich). Sie erscheinen meist vor den Nadeln. Steht die Lärche im Wald, blüht sie in der Regel erst nach 30 bis 40 Jahren.

Larch hilft bei Versagensängsten und dem Gefühl, anderen grundsätzlich unterlegen zu sein, was sich mitunter durch schnelles Erröten, Stottern oder Passivität äußert. Schüler haben Prüfungsangst und finden nur schwer Freunde. Tiere sind konfliktscheue Einzelgänger, die mit auffällig hängendem Kopf herumlaufen. Generell ist eine Kombination mit Centaury empfehlenswert.

Larch stärkt das Selbstvertrauen und mildert Erwartungsängste.

Oak > Seite 74

Die Eiche blüht erst nach ungefähr 50 Jahren. Sie gilt als einer der heiligen Bäume unserer Vorfahren und wächst in Wäldern, Hainen und auf Wiesen. Ihre Blütezeit ist Ende April, Anfang Mai. Dann zeigen sich hellgrüne männliche Blütenkätzchen; die weiblichen Blütenstände sind grün mit schwach rötlicher Narbe. Sie sitzen an der Spitze der Langtriebe in gestielten Ähren mit zwei bis fünf Blüten.

Wenn Zuverlässigkeit, Pflichttreue und Ausdauer in extremem Maße gelebt werden, sodass sie zu körperlicher Erschöpfung, Überarbeitung und Ruhelosigkeit führen, ist Oak die am besten passende Blüte: Sie bringt die verlorengegangene Erkenntnis vom rechten Maß zurück und sensibilisiert für körperliche Warnsymptome wie Schwindel und Schwäche. Kinder, die als Streber verschrien sind und überaktive Tiere, die z.B. als Blindenhunde sich immer im Dienst fühlen, profitieren von der Wirkkraft dieser Blüte.

Oak verhilft dazu, die eigene Leistungsgrenze zu erkennen und zu akzeptieren.

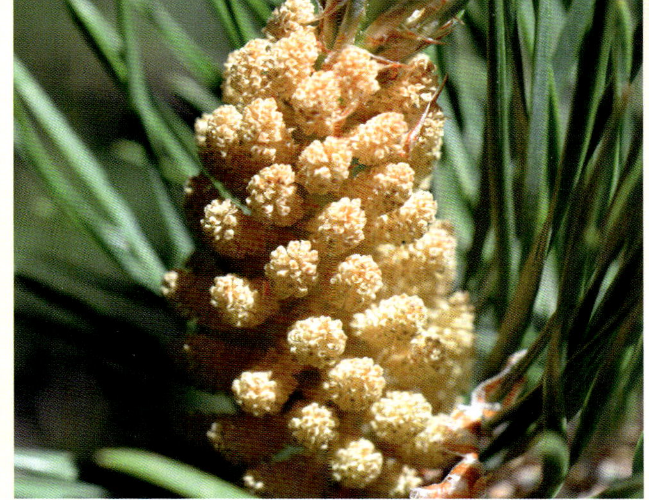

Pine > Seite 78

Die Schottische Kiefer wächst bis zu 30 cm hoch und blüht von Mai bis Juni, wobei ihre männlichen und weiblichen Blüten dicht mit gelben Pollen bedeckt sind. Dünen und Moore sind günstige Standorte.

Wer Schuldgefühle empfindet, sich häufig Vorwürfe macht und fremde Fehler auf sich nimmt, erfährt durch Pine eine Stärkung der Selbstachtung. Es gelingt besser, aus Irrtümern zu lernen, ohne sich zu grämen. Schlechte Schüler definieren sich nicht mehr über ihre Noten, erkennen ihre Stärken. Tiere, die unterwürfig sind und immerzu Strafe erwarten, werden selbstbewusster.

Pine erleichtert die Befreiung von falschem Schuldbewusstsein und stärkt das Selbstwertgefühl.

Star of Bethlehem > Seite 88

Der Doldige Milchstern, ein 15-30 cm hohes Liliengewächs, öffnet seine außen grüngestreiften und innen reinweißen Blüten von April bis Mai, wenn ihn helles Sonnenlicht trifft. An bedeckten Tagen bleiben die Blüten geschlossen. Voraussetzungen für einen guten Wuchs sind nährstoffreiche, tiefgründige Lehmböden.

Wenn traumatische Erlebnisse lange nachwirken, großer Kummer und tiefer seelischer Schmerz die innere Lebendigkeit hemmen und die Lebensenergie nicht mehr frei fließen kann, wirkt Star of Bethlehem Trost spendend und befreiend. Körperliche Blockaden können so gelöst werden und die Selbstheilungskraft wird angeregt. Tiere sprechen nach Unfall oder Schockerlebnis sehr schnell auf diese Blüte an.

Star of Bethlehem vermittelt seelische Kraft und Leichtigkeit für die Bewältigung alter und neuer Belastungen.

Sweet Chestnut > Seite 90

Die Ess- bzw. Edelkastanie kann weit über 20 Meter hoch werden und wächst auf mäßig feuchten Böden. Zwischen Juni und August, jedenfalls erst nach dem Laubausbruch, treten die Blüten zutage, wobei die weiblichen stachelähnliche Hüllblätter besitzen und von grünlicher Farbe sind. Die Staubblätter der männlichen Blüte leuchten zur Zeit der Hauptblüte gelbgold.

Sweet Chestnut ist die passsende Blüte für Menschen, die die Grenze der Belastbarkeit erreicht haben und glauben, keinen Ausweg mehr zu sehen. Die Hoffnung auf Veränderung oder gar Verbesserung der Situation ist tiefer Verzweiflung gewichen. Das Gefühl vollkommener Verlassenheit ist übermächtig. Tiere sitzen teilnahmslos in der Ecke und wollen keinen Kontakt. Die symptomatische Nähe zu Wild Rose ist ausgeprägt; im Krankheitsfall sollte diese Blüte mit verabreicht werden.

Sweet Chestnut führt aus dem Gefühl totaler innerer Isolation heraus in die Bereitschaft, wieder an Wandlung und Neubeginn zu glauben und sie dann auch zuzulassen.

Willow > Seite 106

Die Gelbe Weide benötigt basische, meist kalkhaltige Tonböden und kommt in Parks und am Ufer von Bächen, Flüssen und Seen vor. Im Winter färben sich ihre Äste in leuchtendes Goldorange. Die zylindrischen, bis zu sieben cm langen Blütenkätzchen blühen zum Zeitpunkt des Laubaustriebs.

Verbitterung, Selbstzweifel und Groll: Willow ist die Blüte für alle, die sich vom Schicksal benachteiligt fühlen und die Schuld für ihre Probleme immer bei anderen suchen. Pessimismus ist die gewohnte Lebenshaltung; Misstrauen bestimmt jedes Miteinander. Tiere scharren auf dem Boden und geben missmutige Laute von sich; das Verhältnis zum Besitzer ist gestört.

Willow hilft aus der Opferrolle heraus zu mehr Selbstverantwortung.

Siebte Gruppe

Übermäßiges Engagement für andere

Beech, Chicory, Rock Water, Vervain, Vine

Beech > Seite 36

Die Rotbuche, früher in England „Mutter des Waldes" genannt, wird bis zu 30 m hoch und blüht im April oder Mai zur Zeit des Laubausbruchs. Die Blütenstände sind quasi kugelförmig und sitzen an einem Stiel von mehreren Zentimetern Länge. Die Farbe spielt ins Gelbgrünliche.

Wer Beech benötigt, neigt zu Tadel, Engstirnigkeit und Intoleranz; die eigenen Fehler erscheinen winzig im Vergleich zu denen der anderen und es mangelt an Einfühlungsvermögen. Körperliche Beschwerden wie Magen- und Darmprobleme sowie innere Anspannung sind keine seltenen Begleiterscheinungen. Bei Tieren äußert sich der Bedarf an Beech durch eine auffällige Ablehnung von Artgenossen, meist mit aggressiver Komponente.

Beech erleichtert die Entwicklung einer toleranten Haltung.

Chicory > Seite 46

Die Wegwarte ist ein Korbblütengewächs und kann eine Höhe von 90 cm erreichen; sie ist weit verzweigt und wächst bevorzugt auf Schotterböden, brachliegenden Feldern und am Wegrand. Die Blüten sind sternförmig und von einem leuchtenden Blau; es öffnen sich nur wenige zur gleichen Zeit und sie verwelken sofort nach dem Pflücken. Blütezeit ist von Juli bis Oktober.

Wenn ständige Einmischung, Bevormundung und Besitzansprüche als innere Fehlhaltungen auftreten, ist Chicory die gesuchte Blüte: Das Bedürfnis, überall mitzureden und Forderungen zu stellen kann sich bis zu emotionaler Erpressung steigern. Für Kinder, die ihre Mütter überall dabeihaben wollen und Tiere, die ständig Aufmerksamkeit einfordern, ist Chicory ebenso hilfreich.

Chicory fördert die Erkenntnis, dass jeder seinen Freiraum braucht.

Rock Water > Seite 84

Bei Rock Water handelt es sich um keine Pflanze, sondern um Wasser aus heilkräftigen Quellen; diese reinen Wasservorkommen finden sich meist zwischen Blumen und Gräsern, und ihre Herkunft ist oftmals seit Menschengedenken mit Wunderglauben verbunden.

Den Einsatzbereich von Rock Water kennzeichnen extreme Selbstdisziplin, das Verharren in alten Traditionen und Prinzipien sowie Perfektionsstreben und hohe Moralvorstellungen. Der Wunsch, in allem ein leuchtendes Vorbild zu sein ist ausgeprägt. Eine verkrampfte Körperhaltung und Versteifungen im Nackenbereich spiegeln nicht selten diese innere Unbeweglichkeit wider. Tiere reagieren unflexibel auf Veränderungen in ihrem Tagesablauf und zeigen eine auffällige Neigung zu arthritischen Erkrankungen.

Rock Water weitet den Geist und erhöht die innere Beweglichkeit.

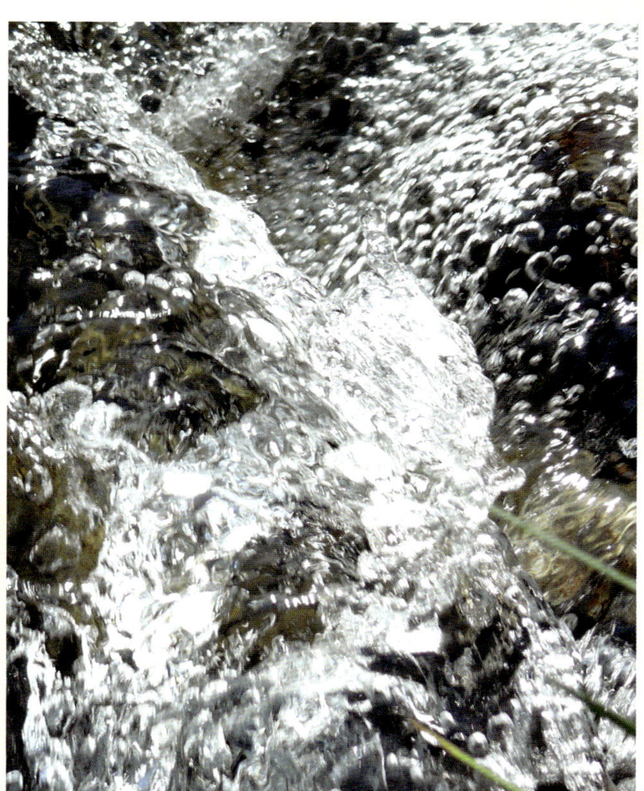

Vervain > Seite 92

Das Eisenkraut ist eine robuste, aufrecht wachsende Pflanze, die auf kahlen, trockenen Böden und sonnigen Weiden gedeiht. Ihre Blüten sitzen an schmalen Ähren und sind von blasslila Farbe, die Kronblätter sind breit gerundet. Blütezeit ist von Juli bis September.

Übertriebene Begeisterung, Ruhelosigkeit und vor allem ein missionarischer Drang: Dies zeichnet Personen aus, die in Vervain eine hilfreiche Blüte zur Hand haben. Es gilt, die eigene Kraft nicht auszubeuten und die Mitmenschen nicht länger durch Fanatismus zu ermüden. Hyperaktive Kinder und Tiere, die sich nicht mehr entspannen können, lässt diese Bach-Blüte ruhiger werden.

Vervain bündelt die Energie, damit sie wieder maß- und sinnvoll eingesetzt werden kann.

Vine > Seite 94

Die Weinrebe kommt in ihrer Wildform in Südost- und Südeuropa vor; als Kulturpflanze ist sie weit verbreitet. Der sommergrüne Kletterstrauch trägt von Juni bis Juli unscheinbare, gelbgrüne Blüten, die an aufrechten Rispen sitzen und zart duften.

Vine eignet sich für Charaktere, die ehrgeizig, rechthaberisch und extrem willensstark sind. Sie strahlen eine absolute Dominanz aus und wollen immer an der Spitze stehen. Körperlich zeigen solche Machtmenschen oft hohen Blutdruck und Gelenkbeschwerden. Wenn Kinder häufig in Prügeleien verwickelt sind und sich nur schwer erziehen lassen, ist Vine ebenfalls die passende Blüte. Dasselbe gilt für Tiere, die sich Artgenossen und selbst ihrem Besitzer gegenüber herrschsüchtig verhalten.

Vine mildert den Machthunger und stärkt die Führungsqualitäten.

BachBlütenkombination Rescue

Rescue > Seite 108

Rescue, auch weithin bekannt als Notfalltropfen, ist die einzige fixe Blütenkombination in der Bach-Blütentherapie. Cherry Plum, Clematis, Impatiens, Rock Rose und Star of Bethlehem wirken hier in höchst effektiver Weise zusammen. Sie zählen als eine Blüte, wenn man sie einem individuell zusammengestellten Verzehrfläschchen hinzufügt. Edward Bach selbst rettete mit dieser Mischung im Jahre 1930 einem Fischer das Leben.

Die fast universell einsetzbare und sehr rasch spürbare Wirkkraft von Rescue ist besonders angezeigt, wenn das psychoenergetische System eines Lebewesens durcheinandergeraten ist. Dies umschließt quasi jede psychische und physische Ausnahmesituation, wobei auch hier jedes Individuum seine eigenen Empfindlichkeiten aufweist, die die Einnahme von Rescue erfordern. Generell sind die Notfalltropfen hilfreich bei Lampenfieber, unangenehmen Nachrichten, schwierigen Gesprächen, Streit und kleineren Kreislaufproblemen, die durch Hitze, Stress, Erschöpfung oder Aufregung verursacht sind. Vielfach bewährt hat sich diese Mischung auch bereits im Vorfeld von Arztterminen, Operationen, Scheidung, Vorstellungsgesprächen und dergleichen mehr.

Tiere überstehen Autofahrten, Silvesterknaller, Tierarztbesuche u.v.m. besser, wenn sie zuvor Rescue erhalten. Nach Unfällen, Bissen, Operationen und Verletzungen aller Art setzt Rescue die Selbstheilungskräfte sofort in Gang, verkürzt die Genesungsphase und kann Folgeschäden verhindern.

Wie wähle ich meine BachBlüten aus?

BachBlüten auswählen

Wie kann eine einfache Blüte so ein komplexes Wesen wie den Menschen seelisch und emotional unterstützen? Bei BachBlüten stoßen übliche Denkweisen leicht an ihre Grenzen. Bedenkt man, dass der Mensch im Laufe seiner Erdenentwicklung wahrscheinlich auch durch ein pflanzenähnliches Stadium gegangen ist, werden wesensverwandte Strukturen und gemeinsame Seelenräume vorstellbar.

Mensch und Tier unterscheiden sich von den Pflanzen auch durch ihre zusätzliche Gefühlsebene. Manche menschlichen Eigenheiten sucht man daher im Pflanzenreich vergebens. Eine Blume, die sich fürchtet, ihre Blüte zu öffnen oder die im Herbst ihre Samen nicht loslassen möchte, wäre keine Blume mehr. Pflanzen leben in der absoluten Hingabe an den Ausdruck ihres Wesens. Trifft eine Pflanze auf ein Hindernis, ist sie weder gekränkt noch frustriert: Sie wächst einfach darum herum dem Licht entgegen. Dieses Beispiel beschreibt eine einfache Pflanzengeste, die als energetischer Impuls heilsame Prozesse anstoßen kann.

Es ist wirklich nicht einfach, die Kränkungen und Verletzungen des Lebens, verträglich zu verarbeiten und sich weiterhin frei und liebevoll zu entwickeln. BachBlüten können uns darin unterstützen, schockierende Erlebnisse, endlose Gedankenschleifen oder blockierende Ängste nachhaltig aufzulösen.

Wer BachBlüten für sich selbst auswählt, sollte sich und seine Situation möglichst sachlich und selbstkritisch einschätzen können. In akuten Situationen kann die Hilfe einer Vertrauensperson sinnvoll und hilfreich sein. Die Auswahl und Anwendung von BachBlüten ist sehr persönlich und sollte in einer Weise geschehen, die Ihnen und Ihrem ganzen Wesen entspricht. Gehen Sie den Weg zu mehr Gesundheit und Lebensfreude verantwortlich, achtsam und liebevoll.

Diese Methoden der Auswahl haben sich bewährt:

Thematische Auswahl

Wahrscheinlich interessieren sich die meisten für die Eigenschaften der BachBlüten, die sich in sieben typologische Gruppen gliedern. So kann die eigene Thematik präzise eingekreist und die tauglichen Blütenhelfer über die Verstandesebene ausgewählt werden. > ab Seite 11

Auswahl nach dem Resonanzprinzip

Bei dieser intuitiven Blüten-Auswahl vergegenwärtigt man zunächst seine Situation und seine Fragen. Dabei schweift der nicht fokussierte Blick absichtslos über die Bildseiten der Blüten-Übersicht. Gibt es eine Blüte, die unsere Aufmerksamkeit anzieht, lohnt es, deren Wesen und Wirkweisen näher kennenzulernen. > Seite 30/31

Intuitives Aufschlagen

Während man seine Thematik in Gedanken bewegt, lässt man die Blütenseiten des Buches langsam durch die Finger gleiten. Kommt ein Impuls, schlägt man die aktuelle Seite auf und begegnet der intuitiv gewählten Blüte. Hält diese eine wertvolle Botschaft und eine energetische Hilfestellung bereit? > Seiten 32 bis 109

Was kann man falsch machen?

Die energetischen Informationen der BachBlüten können extreme Gemütsverfassungen ausgleichen. Das Experimentieren mit Blüten-Energien kann sich daher nicht negativ auswirken. Wählt man eine unpassende Blüte, passiert im schlimmsten Fall Garnichts, weil eine nicht benötigte ausgleichende Information auch nichts bewirkt. Blüten-Essenzen kann man auch nicht überdosieren, weil sie ohne biochemische Wirkstoffe auskommen. Die vielfache Dosis einer Information ist mit dem mehrmaligen Lesen desselben Buches vergleichbar.

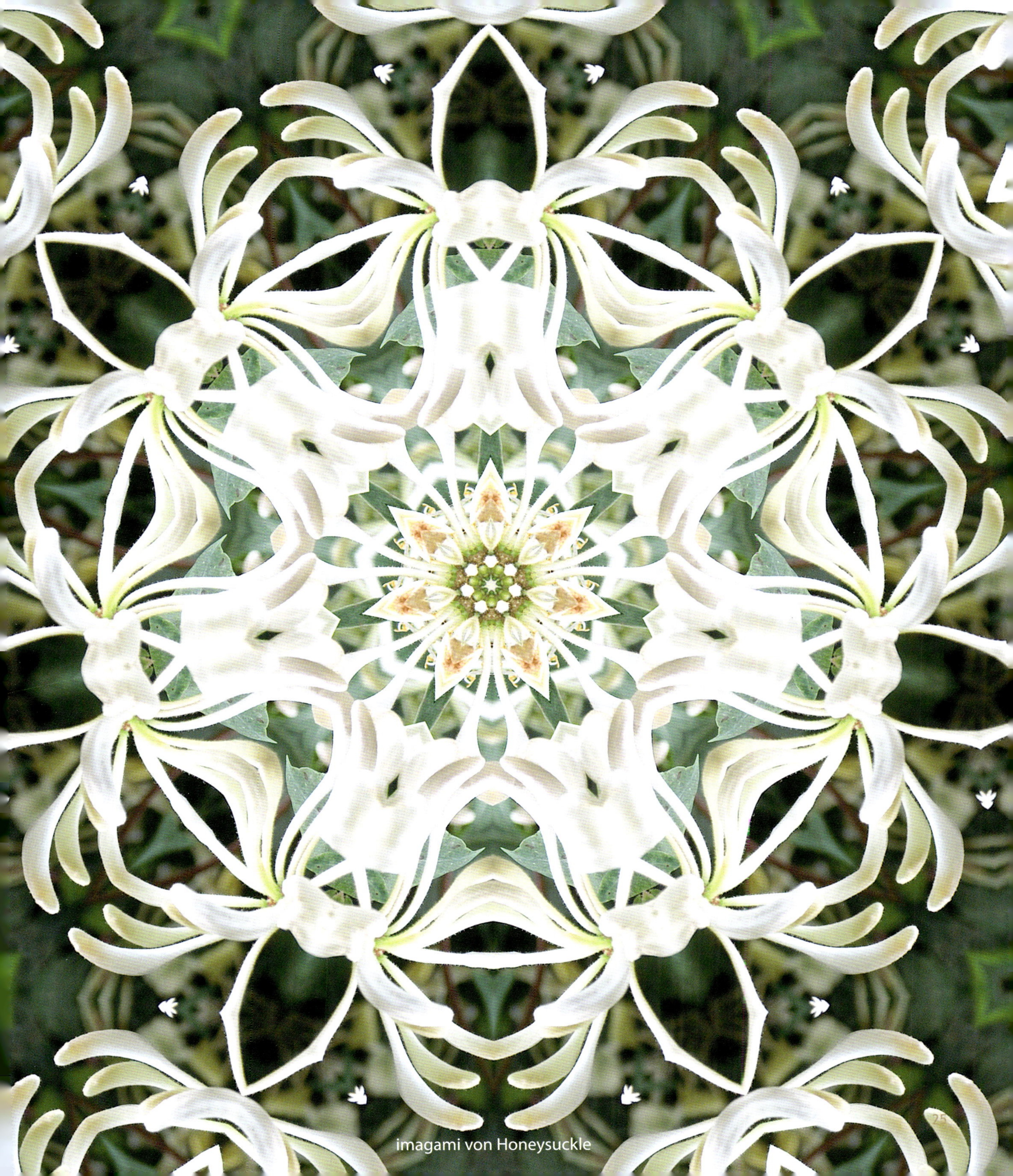

imagami von Honeysuckle

Wie trete ich mit meiner Blüte in Kontakt?

BachBlüten begegnen

Ihrer Gesundheit ist es egal, ob Sie die feinen Impulse von BachBlüten über Tropfen oder direkt von den imagami-Kraftfeldern dieses Buches erhalten. Ein aktiver und bewusster Umgang mit den Blütenwesen kann sich sogar nachhaltiger auswirken, als es die bloße Einnahme von Tropfen vermag. imagami-Bilder sind lebendige Portale für natürliche Energien. Sie erfassen die feinen Informationen der abgebildeten Blüten und geben sie permanent in den Umraum. Wer sich imagami-BachBlüten öffnen möchte, findet im Folgenden Anregungen, wie eine meditative Verbindung aufgebaut und wie ein energetischer Austausch wirksam gestaltet werden kann. Die vorgestellten Methoden möchten die eigene Wahrnehmung bündeln und so zum bewussten Erleben der feinen Wirkungen führen.

Hinweis

BachBlüten können emotionale Themen bewegen und psychische Prozesse auslösen. Gehen Sie mit imagami-BachBlüten nur in einen intensiven Kontakt, wenn Sie psychisch stabil sind und die energetische Arbeit und deren Folgen selbstverantwortlich tragen können.

Wenn Sie an der imagami-Methode, ihrer Wirksamkeit oder an Ihren eigenen sensitiven Fähigkeiten zweifeln, erschweren Sie sich die energetische Arbeit unnötig. Verabschieden Sie blockierende Glaubenssätze deshalb, bevor Sie eine Übung beginnen.

Vorbereitung

Schaffen Sie eine angenehme Atmosphäre, in der Sie sich wohlfühlen und in der Sie die Ruhe finden, sich den feinen Blütenwelten zu öffnen. Wählen Sie eine Viertelstunde, in der Sie ungestört sein werden. Setzen Sie sich bequem und aufrecht hin und halten Sie inne. Lassen Sie nebensächliche Gedanken und Gefühle ziehen, damit Sie leer werden und sich ein Raum für neue Eindrücke öffnen kann. Setzen Sie sich nicht unter Druck und freuen Sie sich darauf, den hilfreichen Blütenwesen zu begegnen.

Einstimmung

Schließen Sie die Augen und spüren Sie in Ihr aktuelles Befinden. Achten sie auf Ihre Körperspannung, Ihren Atem, auf Ihre Gefühle, Gedanken und mehr. Erwartungsloses und urteilsfreies Beobachten erleichtert das Fließen natürlicher Energien und das achtsame Wahrnehmen des wirksamen Geschehens.

Den Seelenraum der Blüte betreten

Öffnen Sie die Seite mit der Blüte, der Sie begegnen möchten und lernen Sie deren Wesen durch Wort und Bild kennen. Nehmen Sie wahr, wie dabei ein gemeinsamer Seelenraum entsteht. Es ist ein geschützter Raum, in dem alles gefühlt und erinnert werden darf, was nach Erlösung strebt.

Nehmen Sie die Worte auf und spüren Sie, was darin schwingt und Ihre Seele berühren möchte. Trost, Vergebung und Zuversicht sind die heilsamen Schlüssel der Blütenwesen. Schlüssel, die zu Ihrer unverletzlichen und liebevollen Vollkommenheit führen. Vielleicht war diese zuletzt verborgen, nun möchte sie entdeckt und befreit werden. Alles darf geschehen.

Stellen Sie Fragen

und machen Sie sich dadurch bewusst, was sich im Kontakt mit der Blüte ereignet. Diese Fragen können dabei helfen:

- Wie wirkt die Blüte in ihrem Licht auf mich?
- Welche Stimmung nehme ich wahr?
- Wo reagiert mein Körper besonders auf die Blüte?
- Wie kann mich die Blüte persönlich unterstützen?
- Wie lautet die Botschaft der Blüte an mich?

Formulieren Sie Ihre persönlichen Fragen.

Die Blüte ausgiebig betrachten

Öffnen Sie sich der Blüte, nehmen Sie Farben und Formen wahr. Erkennen Sie Pflanzenteile, vielleicht kleine Wesen und die Kräfte, die durch die äußere Blüte in Erscheinung treten? Spüren Sie in die feinen Wirkungen und auch, was diese in Ihnen auslösen.

Blütenenergien aufnehmen

Nehmen Sie die feine Energie wahr, die Ihnen aus dem Zentrum des Blütenbildes entgegenkommt. Sie können diese Qualitäten aufnehmen. Halten Sie dazu Ihre linke, aufnehmende Hand über das Zentrum des Bildes. Vielleicht spüren Sie die energetische Verbindung mit dem imagami-Kraftfeld.

Sie können die Blütenenergie auch über ein Chakra Ihrer Wahl erhalten. Stellen Sie sich dazu vor, wie aus dem Chakra ein ätherischer Rüssel wächst, sich mit dem Zentrum des imagami verbindet und Sie mit frischer Blütenenergie versorgt.

Durchlässig werden

Betrachten Sie das imagami und spüren Sie, wohin die Blütenenergie in Ihrem Körper möchte, ob sie sich frei bewegen und ausbreiten kann. Wenn sich dabei auf dem Weg durch Ihren Körper Störungen oder Blockaden einstellen, lenken Sie die feine Blütenenergie mental dorthin oder halten sie das imagami-Kraftfeld des Buches an diese Stellen und nehmen Sie wahr, wie diese lichter werden und sich lösen. Spüren Sie in die Veränderung und wiederholen Sie die Übung, bis Sie energetisch durchlässig sind.

Gedanken und Gefühle klären

Wenn Sie mit Ihrer BachBlüte an bestimmten Gedankenmustern arbeiten möchten, bietet sich diese Übung an: Verbinden Sie sich mit dem Zentrum der imagami-BachBlüte und nehmen Sie Ihr Thema ins Bewusstsein. Ziehen Sie das Thema gedanklich in Ihren Atem und atmen Sie es bewusst in das Zentrum des imagami mit der Bitte um Durchlichtung und Wandlung. Nehmen Sie die gereinigten Inhalte mit dem nächsten Atemzug wieder auf. Was hat sich in Ihrem Fühlen, Denken und Urteilen verändert? Können Sie eine Erleichterung feststellen? Wiederholen Sie der Vorgang und die Übung so oft Sie möchten.

Die Blüte verinnerlichen

Wenn sie das Blüten-imagami intensiv betrachtet und ihr Wesen erfasst haben, schließen Sie die Augen und vergegenwärtigen sich das Licht, die Atmosphäre und den Ausdruck der Blüte. Bilden Sie in Ihrer Vorstellung ein deutliches inneres Abbild der Blüte und spüren Sie, dass Sie nun nichts mehr vom Wesen der Blüte trennt. Was macht das mit Ihnen?

Bilden Sie eine Lichtkugel aus der imaginierten Blüten-Energie und bewegen Sie diese in Ihrer Vorstellung zu einer Körperstelle (z.B. eine Verspannung oder ein kraftloses Organ), die eine bewusste Durchlichtung gebrauchen kann und spüren Sie in die Wirkung.

Ausklang

Wer die Übung beenden möchte, sollte sich zum Ausklang bedanken für alles, was sich ereignet hat, was erlebt und erfahren wurde. Man kann die wesenhaften Kräfte der Blüte nun mit guten Gedanken verabschieden. Nehmen Sie einige tiefe Atemzüge, kehren Sie zurück in Ihr Tagesbewusstsein und bewegen Sie sich.

Tipp

Haben Sie etwas Interessantes erlebt oder wichtige Botschaften erhalten, dann sollten Sie diese zügig notieren. Geistige Erlebnisse sind flüchtig wie Träume am Morgen: Eben noch intensiv empfunden und plötzlich vergessen.

An energetische Wirksamkeiten zu glauben oder diese anzuzweifeln sind zwei Seiten einer passiven Lebenshaltung, die nur durch die praktische Erfahrung erlöst werden kann. Die hier vorgestellten Methoden laden dazu ein, seine eigenen sensitiven Fähigkeiten kennenzulernen und auszubilden. Wenn Ihnen die Art der Übungen für Sie ungewohnt ist, benötigen Sie vielleicht etwas Übung, um die gewünschten Wirkungen zu erfahren.

Das energetische Arbeiten ist mit dem Erlernen eines Musikinstrumentes vergleichbar, wobei wir unsere eigenen Wahrnehmungsorgane zum Instrument ausbilden. Dieser Weg führt über Offenheit, Wahrhaftigkeit und Geduld in ein selbstverantwortliches Leben. Machen Sie die Übungen, die Ihnen gefallen und entwickeln Sie eigene Methoden. Viel Erfolg und Freude beim Erforschen der feinen Welten, die unsere wahre Heimat sind.

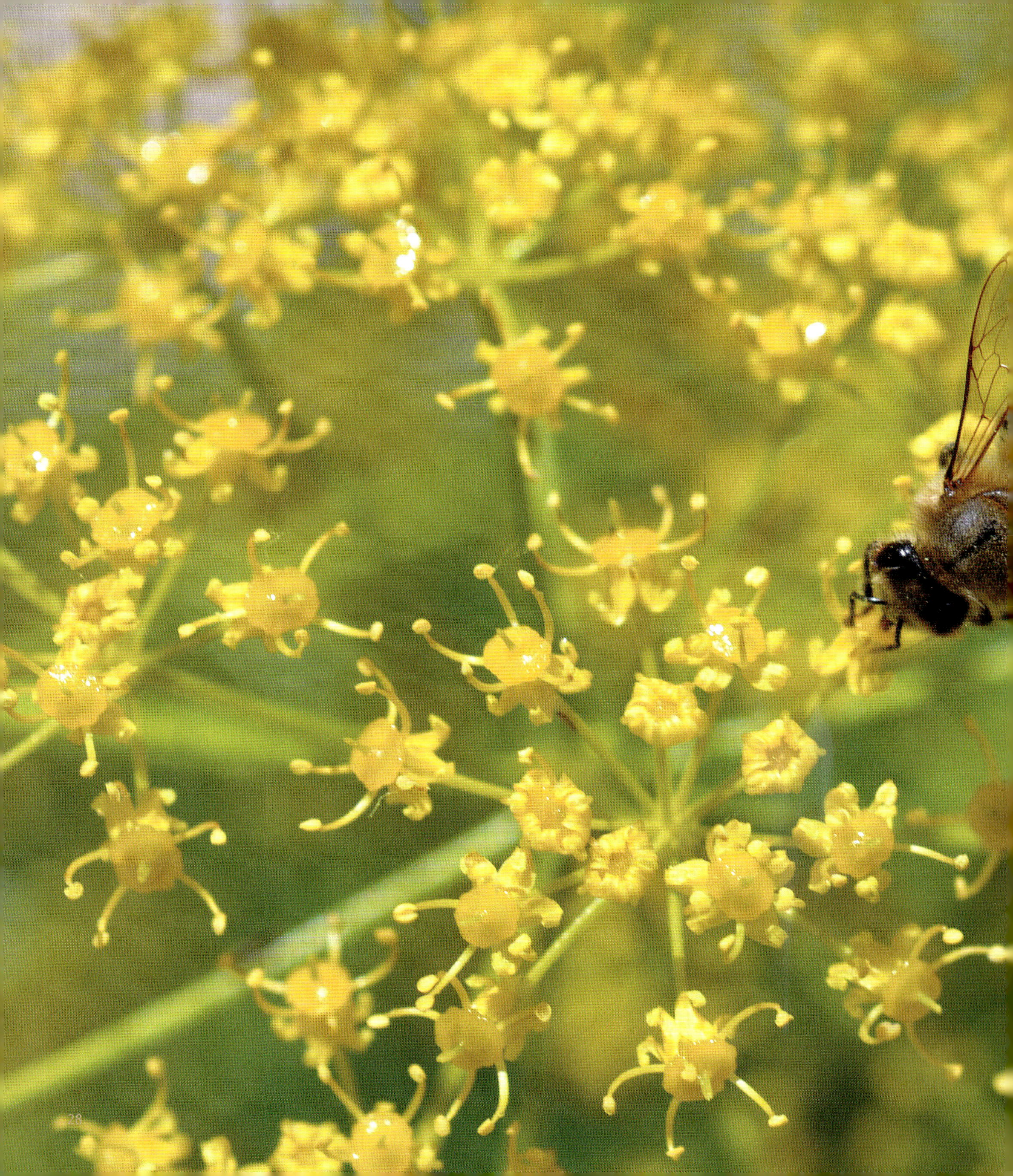

BachBlüten begegnen

Die imagami BachBlüten in der Übersicht

Fokussieren Sie Ihre Thematik und blicken Sie dabei über diese Seiten. Spricht Sie eine der imagami BachBlüten besonders an? Unter den Bildern finden Sie die Seitenzahl, wo Sie die Blüte näher kennenlernen können.

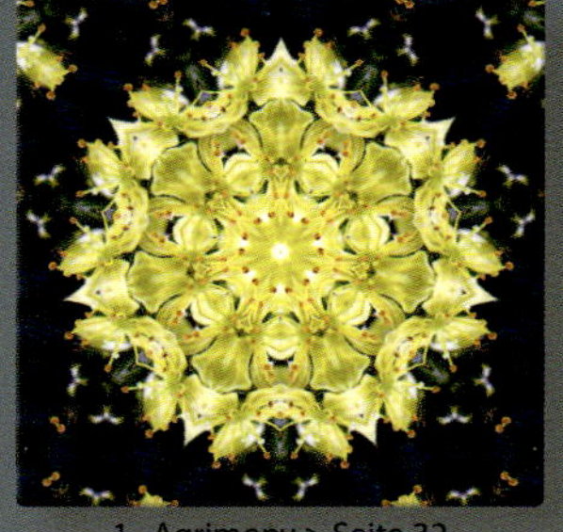
1 Agrimony > Seite 32

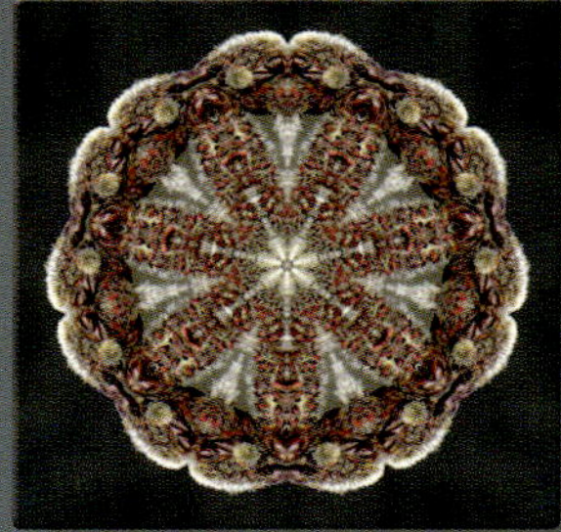
2 Aspen > Seite 34

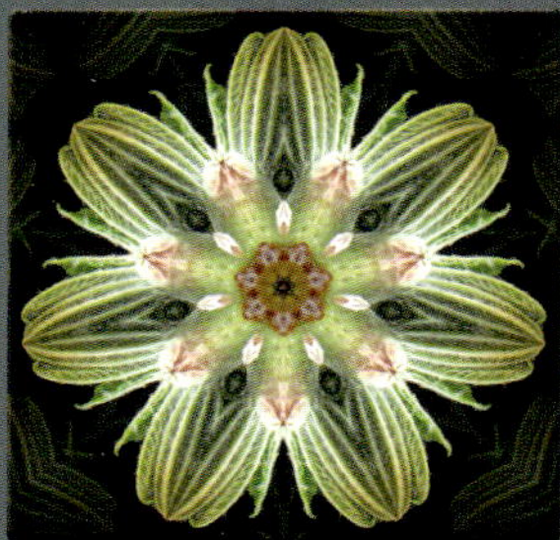
7 Chestnut Bud > Seite 44

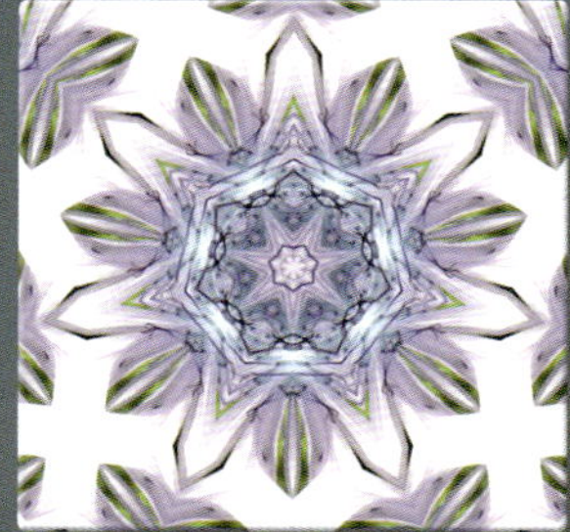
8 Chicory > Seite 46

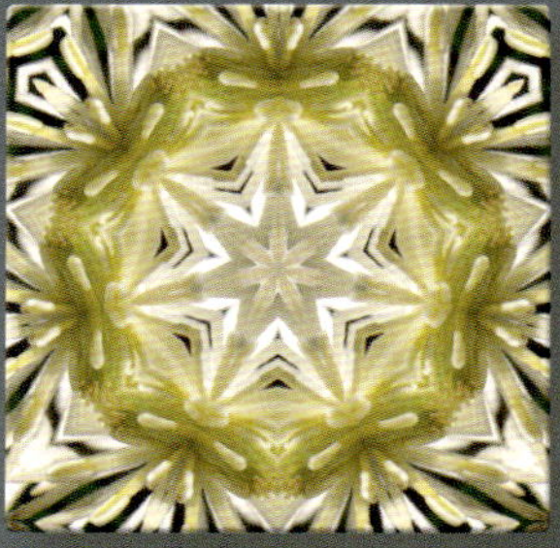
9 Clematis > Seite 48

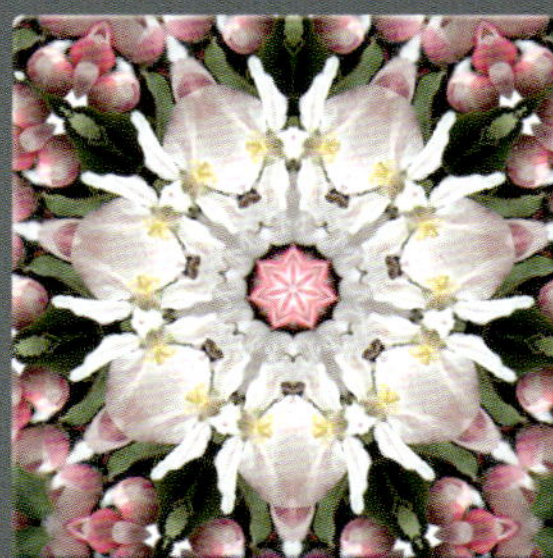
10 Crab Apple > Seite 50

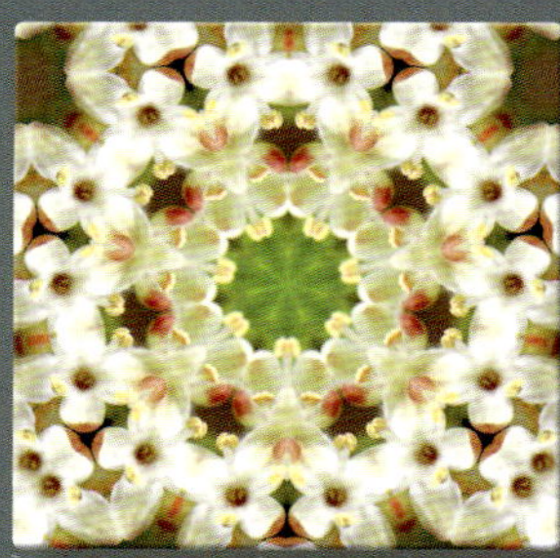
15 Holly > Seite 60

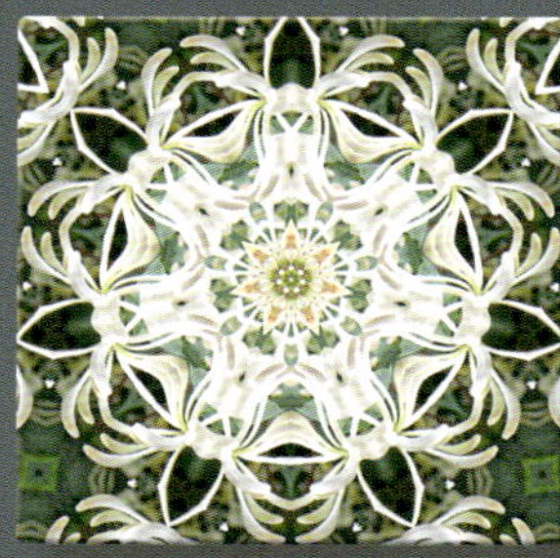
16 Honeysuckle > Seite 62

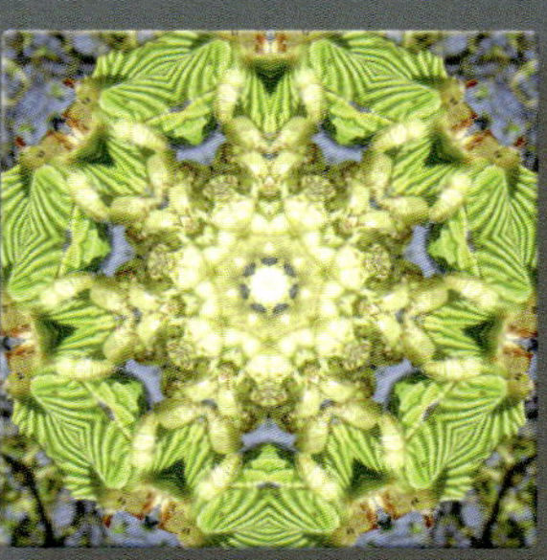
17 Hornbeam > Seite 64

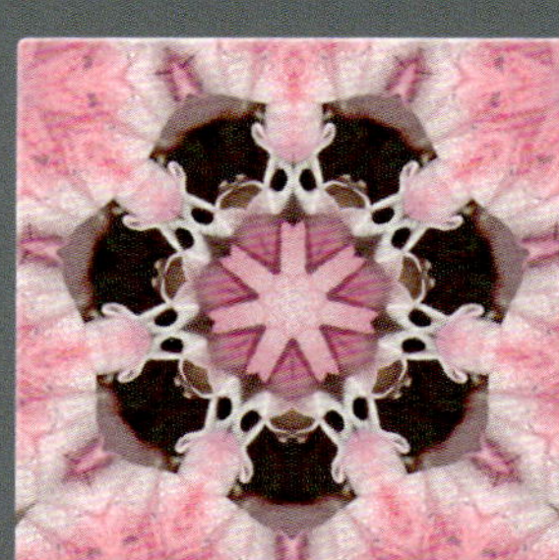
18 Impatiens > Seite 66

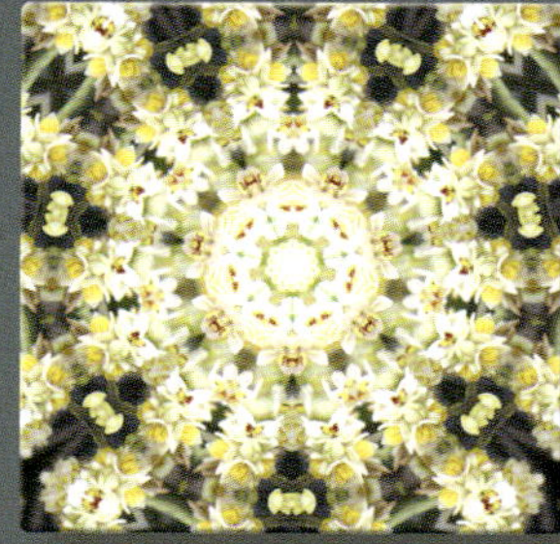
23 Olive > Seite 76

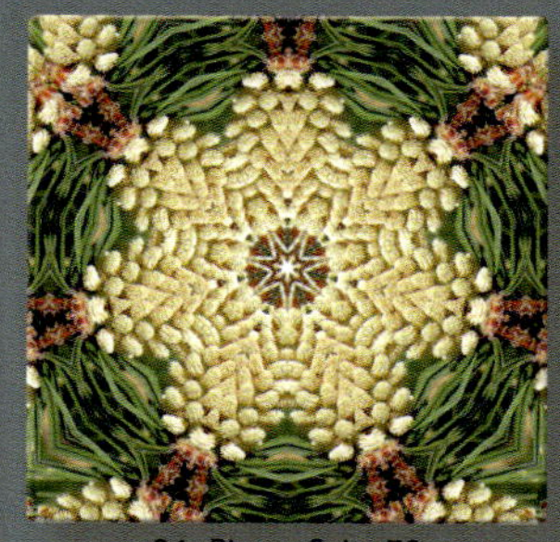
24 Pine > Seite 78

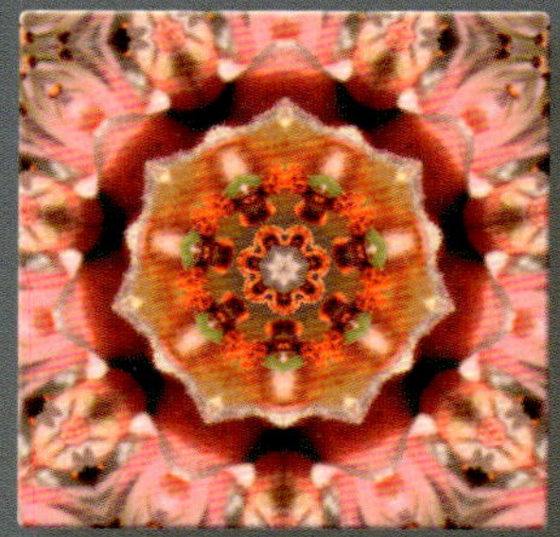
25 Red Chestnut > Seite 80

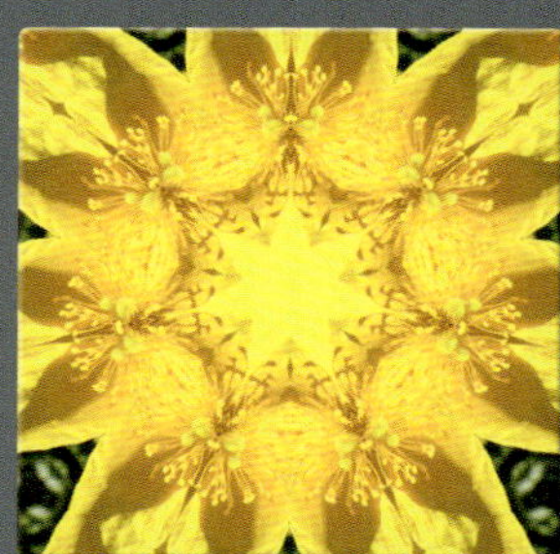
26 Rock Rose > Seite 82

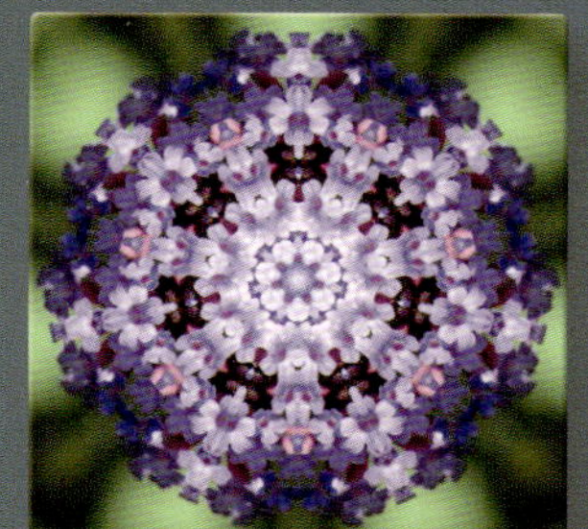
31 Vervain > Seite 92

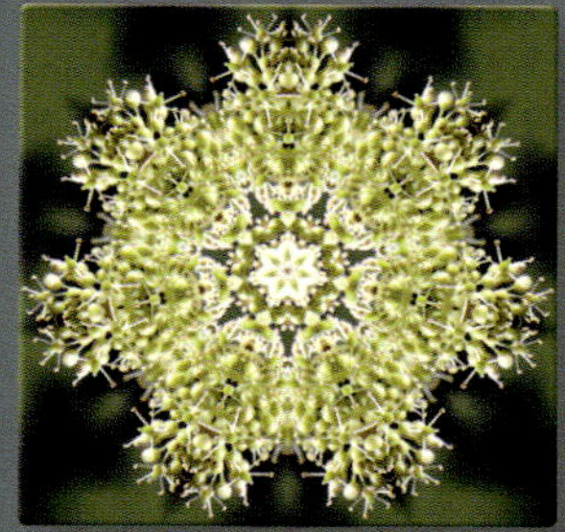
32 Vine > Seite 94

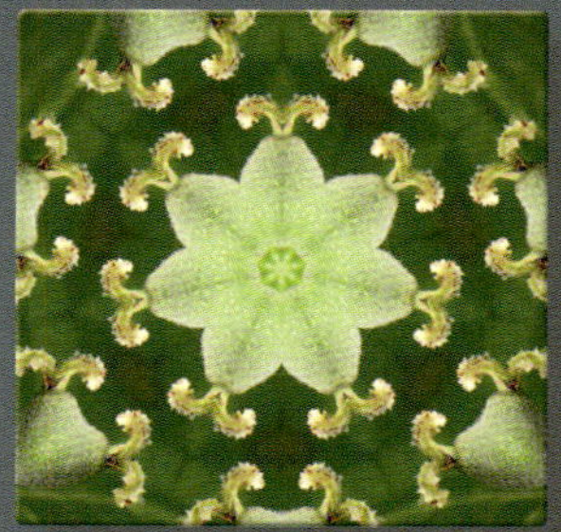
33 Walnut > Seite 96

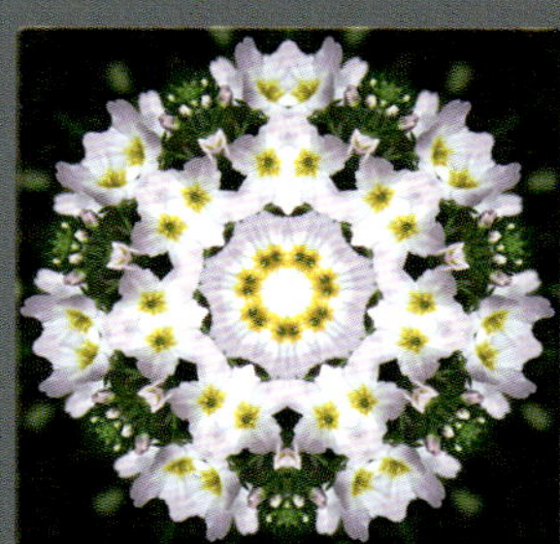
34 Water Violet > Seite 98

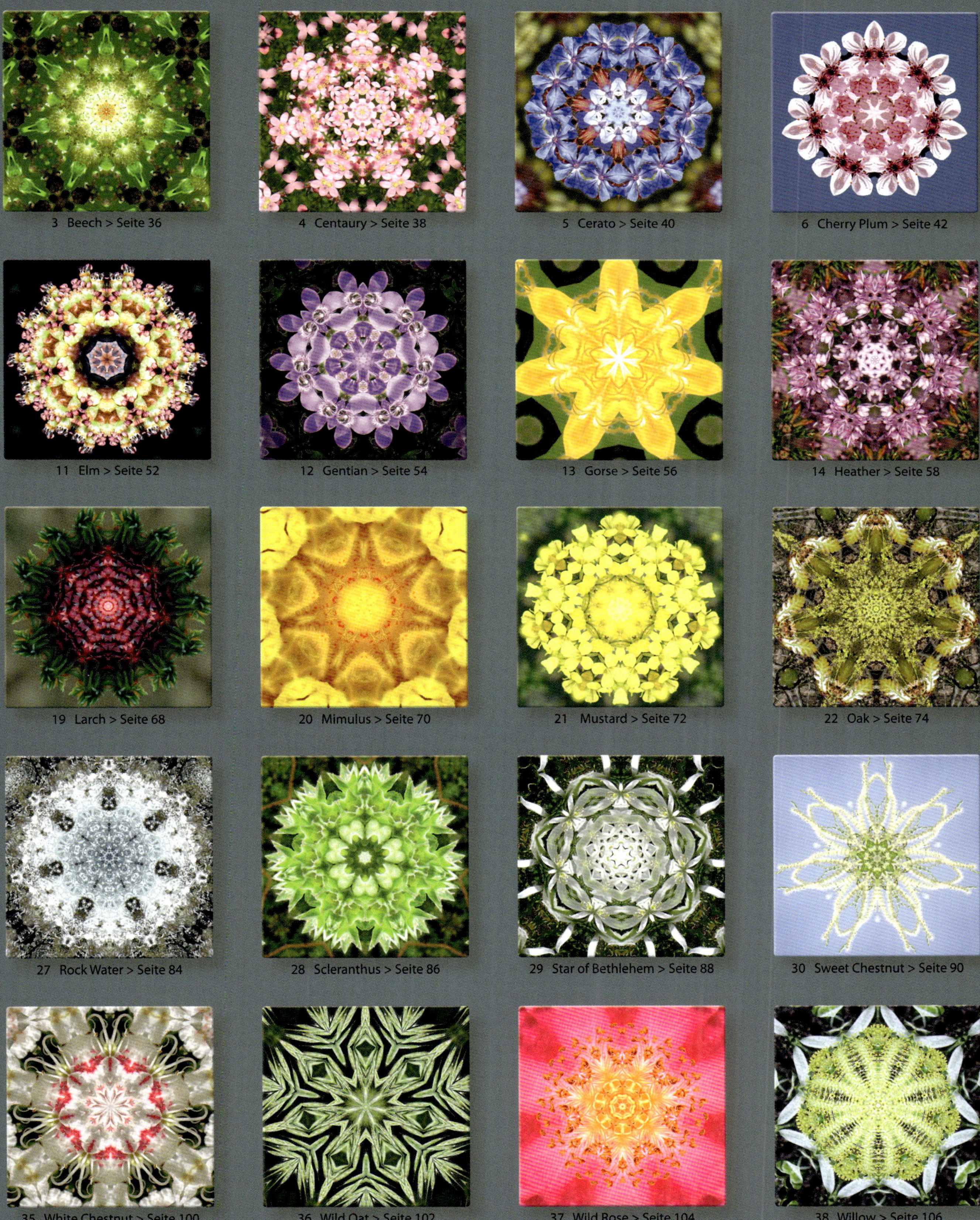

3 Beech > Seite 36

4 Centaury > Seite 38

5 Cerato > Seite 40

6 Cherry Plum > Seite 42

11 Elm > Seite 52

12 Gentian > Seite 54

13 Gorse > Seite 56

14 Heather > Seite 58

19 Larch > Seite 68

20 Mimulus > Seite 70

21 Mustard > Seite 72

22 Oak > Seite 74

27 Rock Water > Seite 84

28 Scleranthus > Seite 86

29 Star of Bethlehem > Seite 88

30 Sweet Chestnut > Seite 90

35 White Chestnut > Seite 100

36 Wild Oat > Seite 102

37 Wild Rose > Seite 104

38 Willow > Seite 106

Agrimony

Du schaffst dir
einen äußeren Frieden
der deine innere Unruhe dämpft
und machst dir
die Welt zur Bühne
wo du
für dich selbst
und für Andere
nur lauter heitere Stücke spielst -

Ich aber schenke dir
einen inneren Frieden
dem äußere Unruhe
nichts anhaben kann
und der dir hilft
echte Fröhlichkeit
tief empfunden auszustrahlen.

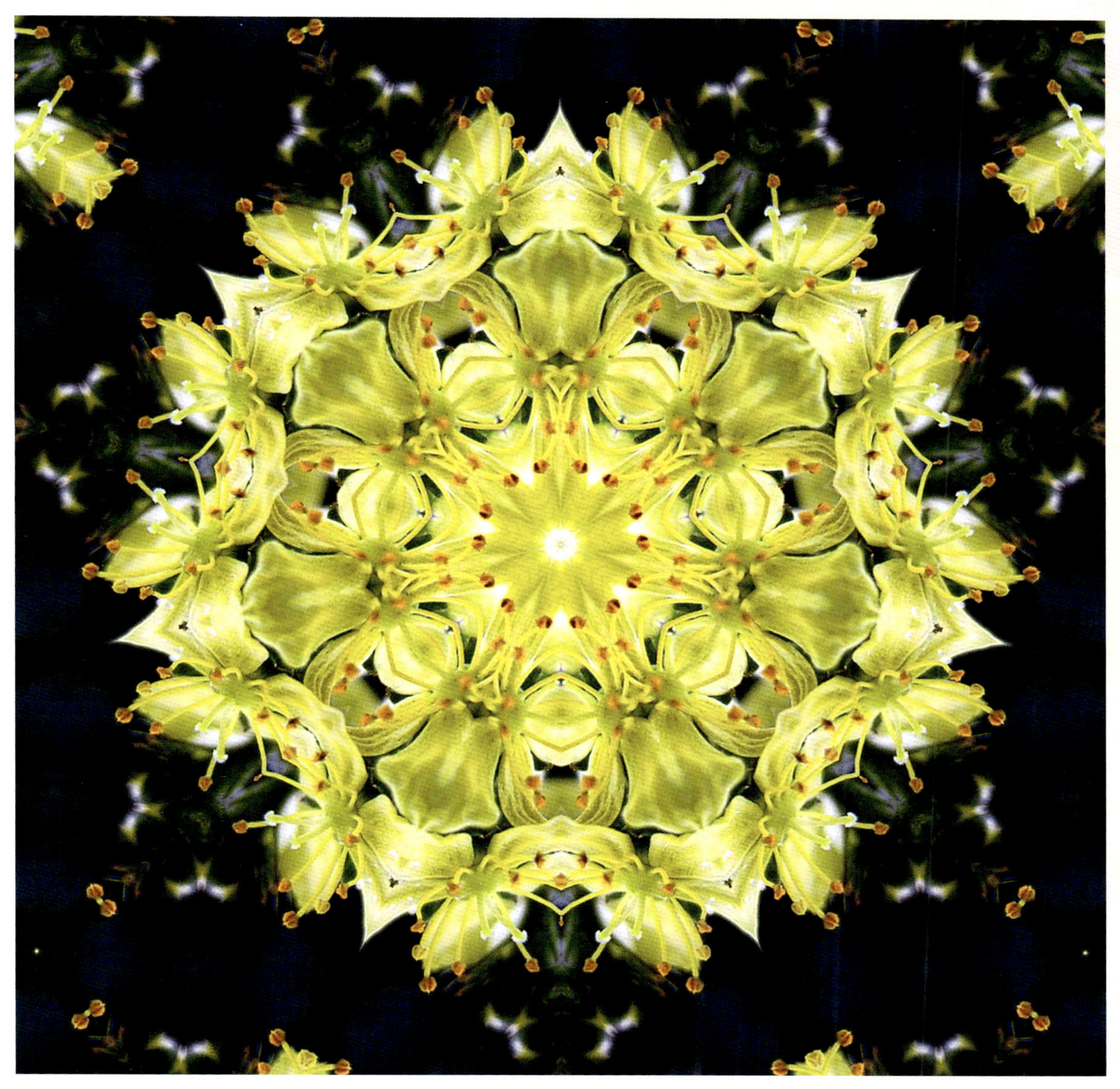

BachBlüten imagami 1

Agrimony - Odermennig

Aspen

Dir ist
als könntest du
keinen Schritt und keinen Atemzug
gefahrlos
gehen und nehmen
und doch vermagst du nicht
der Furcht und Ahnung
einen Namen
oder ein Gesicht zu geben;
diffus und vage
und zugleich verstörend real
empfindest du
ein unabwendbares Unheil -

Erspüre nun
meine stärkende Gewissheit
dass du
bei jedem Schritt
und jedem Atemzug
geführt und gehalten bist
und nichts geschieht
was nicht
deinem Heilsplan folgt.

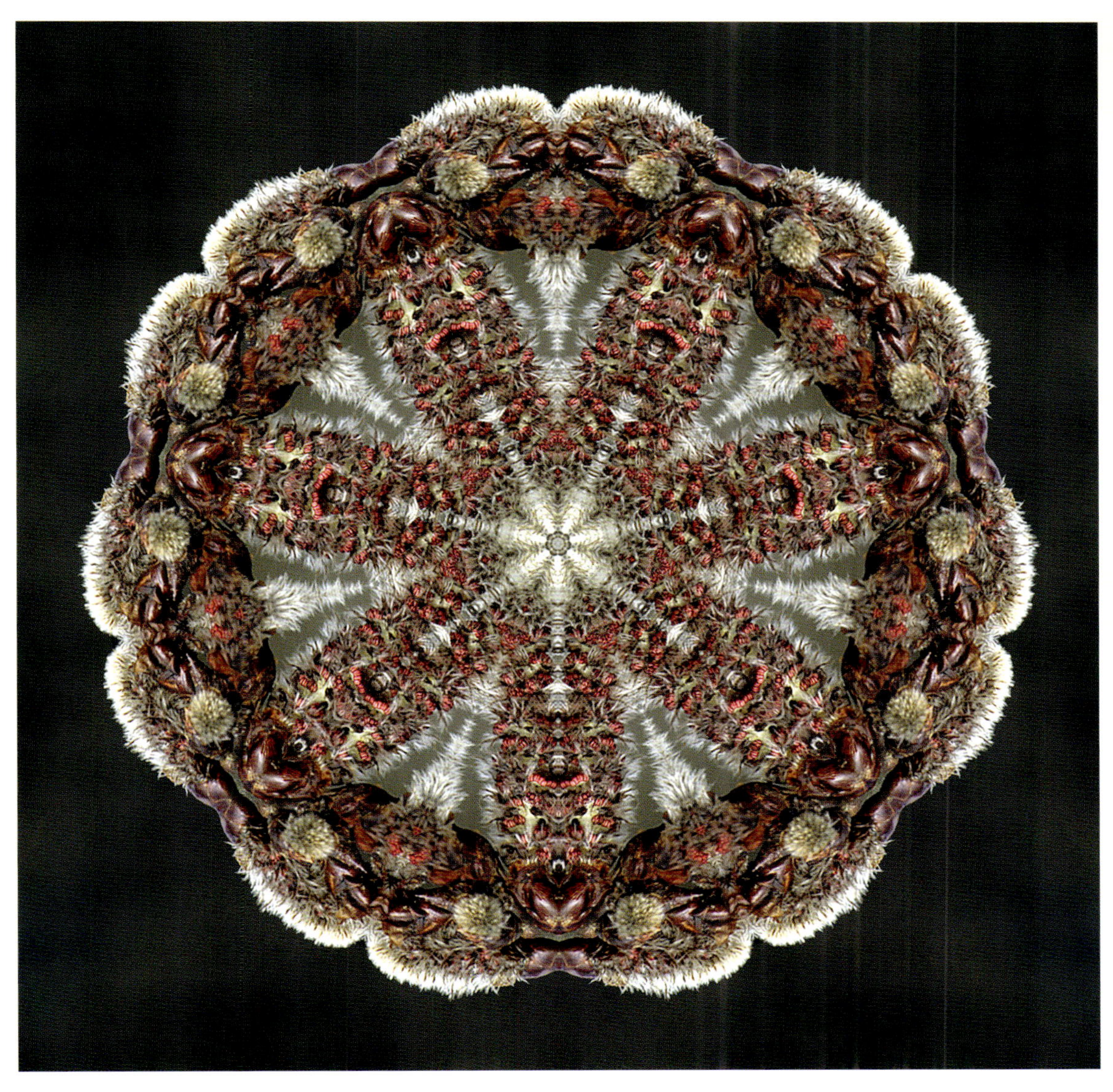

BachBlüten imagami 2

Aspen - Espe

Beech

Das Anderssein der Anderen
macht dir zu schaffen
denn sie sind, wie sie sind
doch du willst
dass sie dir
keinen Ärger
und keine Mühsal machen -

Ich möchte
dir zu erlernen helfen
dass du
nur dich
und keinen anderen ändern kannst
und ich unterstütze dich dabei
Ja zu dir selbst
und jedem Du um dich
zu sagen
mit einem wissenden Lächeln
um euer aller Eigenheiten.

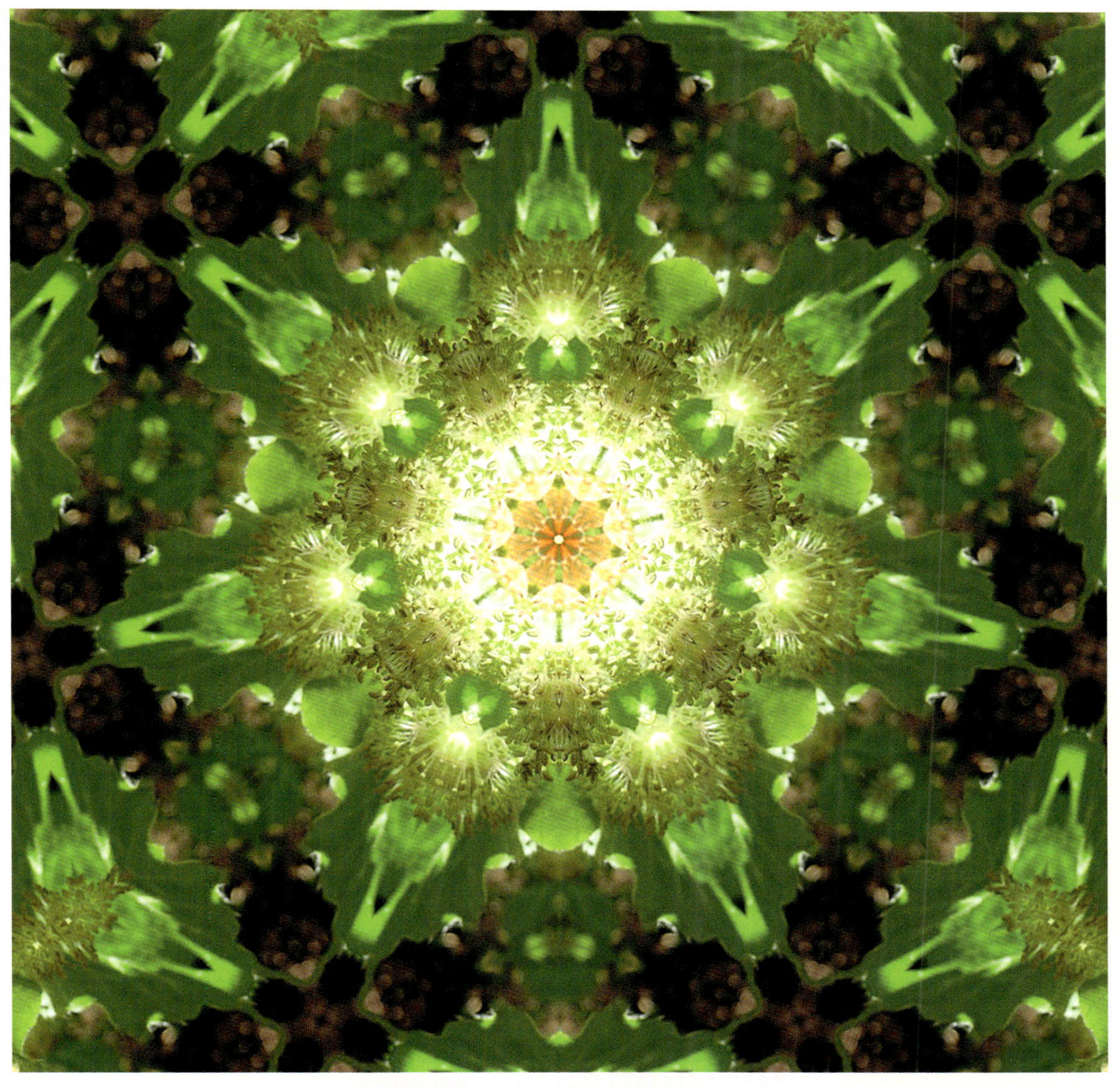

BachBlüten imagami 3

Beech - Rotbuche

Centaury

Du sprichst kein Nein
zu fremder Forderung und Bitte
auch wenn du fühlst
dass du mehr tust
als du möchtest
einfach, um dabei zu sein
im großen Wir -

Ich lasse dich erkennen
dass manchmal auch im Nein
ein Dienst an deinem Nächsten
liegt
und leite dich zu Liebestaten an
die dir voll Selbstvertrauen
im Einen Miteinander
den rechten Platz bereiten.

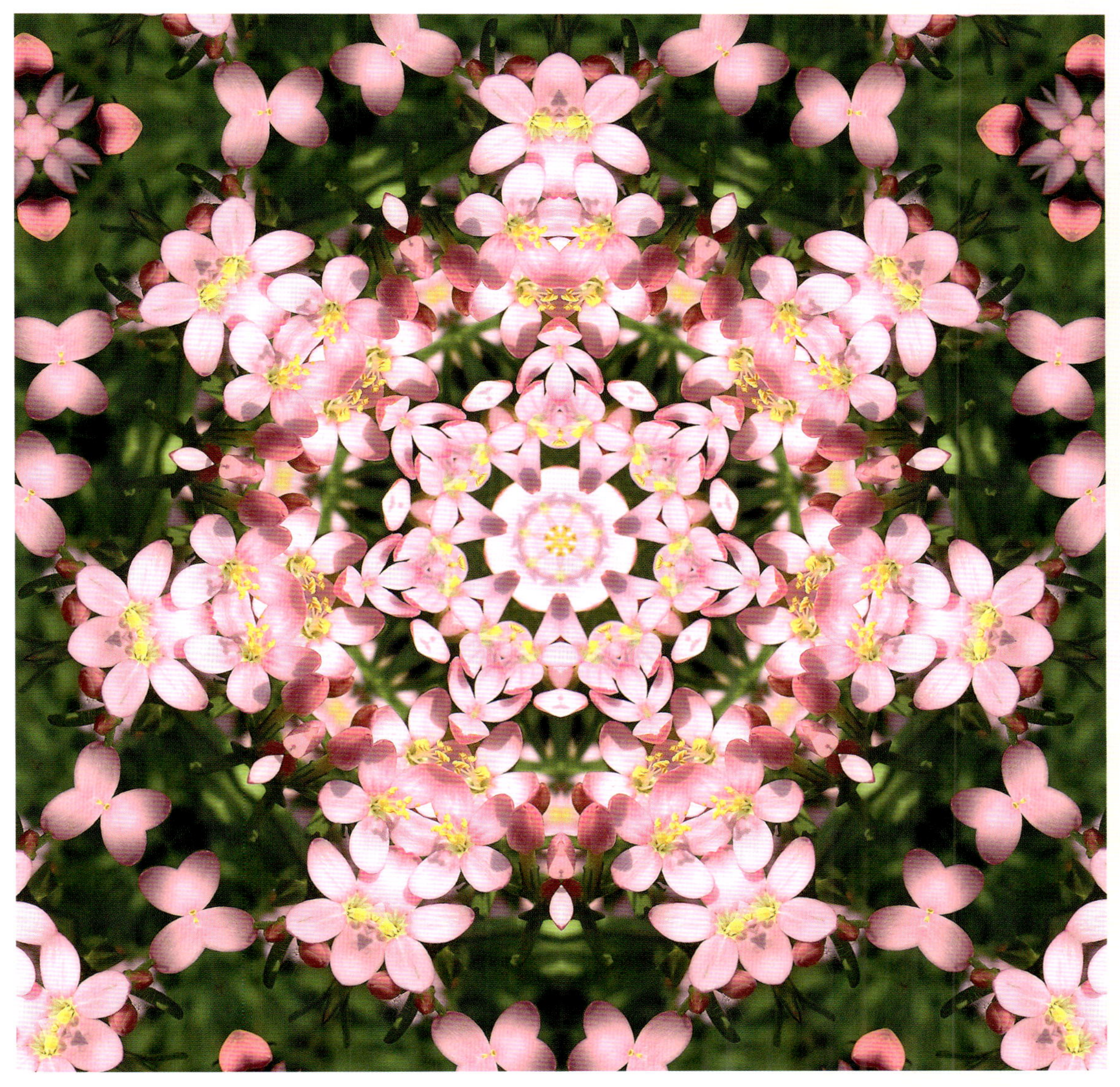

BachBlüten imagami 4

Centaury - Tausendgüldenkraut

Cerato

Wie alle
trägst auch du
eine wissende Stimme in dir
die dich berät
wenn du bereit bist hinzuhören
doch suchst du allzu oft
den Rat bei fremden Herzen -

Ich sage dir:
Sie kennen nicht
den Weg
den deine eigene Mitte dich weist
und ich helfe dir
vertrauensvoll nach innen zu lauschen.

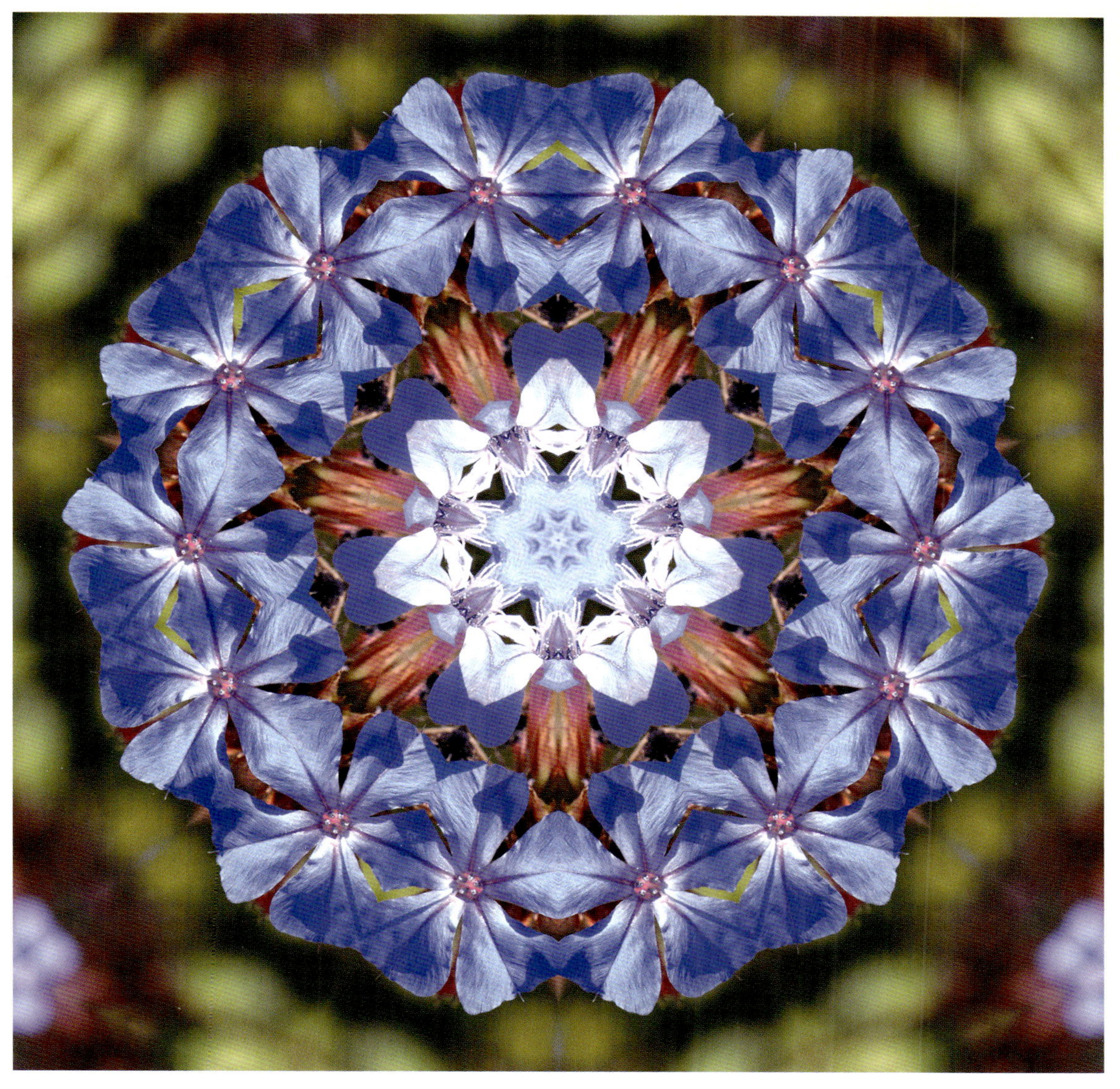

BachBlüten imagami 5

Cerato - Bleiwurz

Cherry Plum

Du fürchtest
um Verstand und Selbstbeherrschung
und dir ist
als müsstest du
in Kürze explodieren -

Ich bringe dir
die Ausgeglichenheit
die du erwählen musst
um nicht von innen her
nach außen zu wüten:
Ich bin die Ruhe
die nicht vor deinen Stürmen steht
sondern an ihre Stelle tritt.

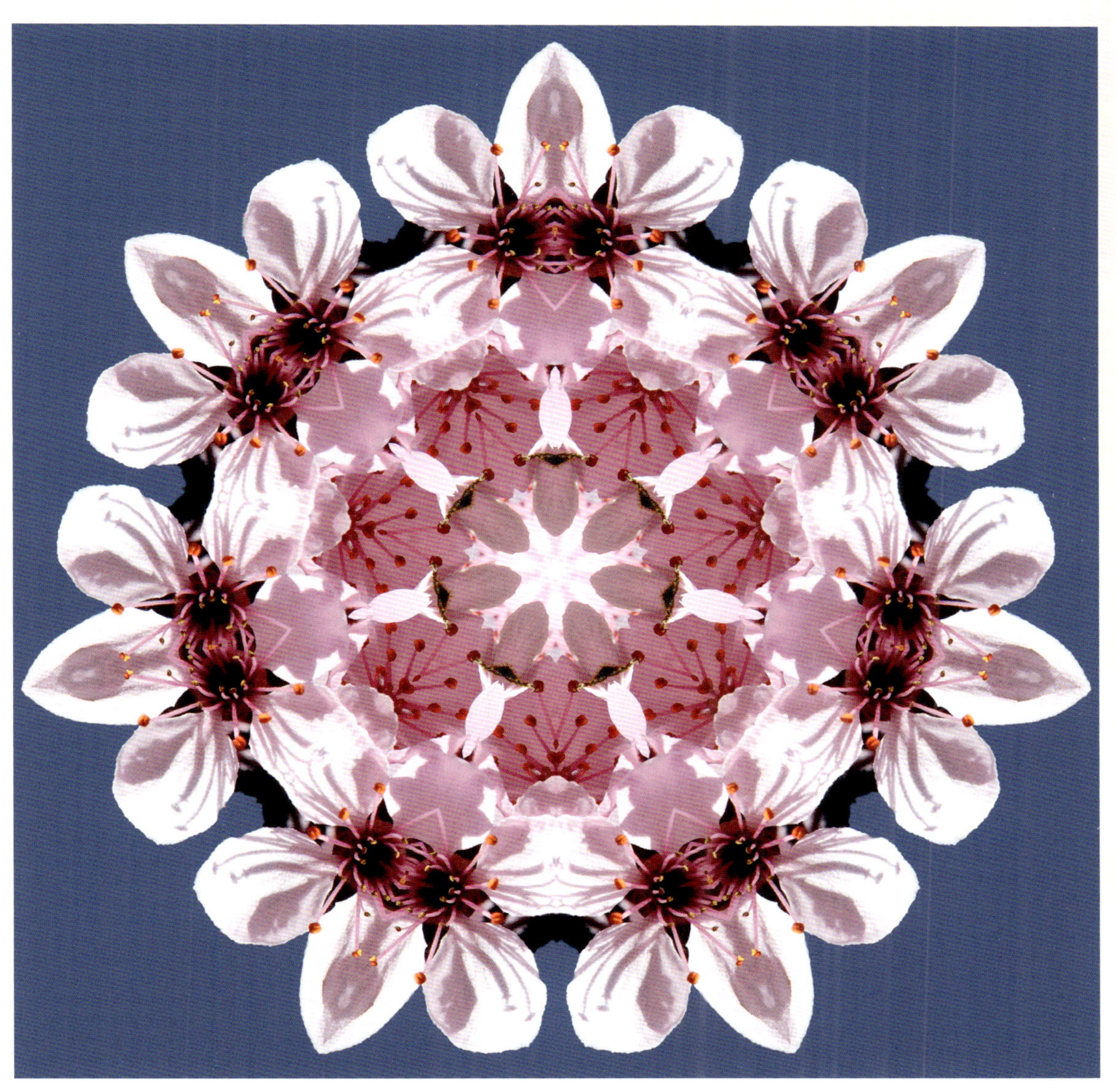

BachBlüten imagami 6

Cherry Plum - Kirschpflaume

Chestnut Bud

Du gehst durchs Leben
und stolperst dabei
wieder und wieder
über die gleichen Hindernisse
und über dich selbst
ohne je
das Warum zu begreifen -

Ich leite dich an
zügig sicheren Schrittes
immer voranzuschreiten
in dem Bewusstsein
dass jeder alte Fehler
neue Erkenntnis schafft.

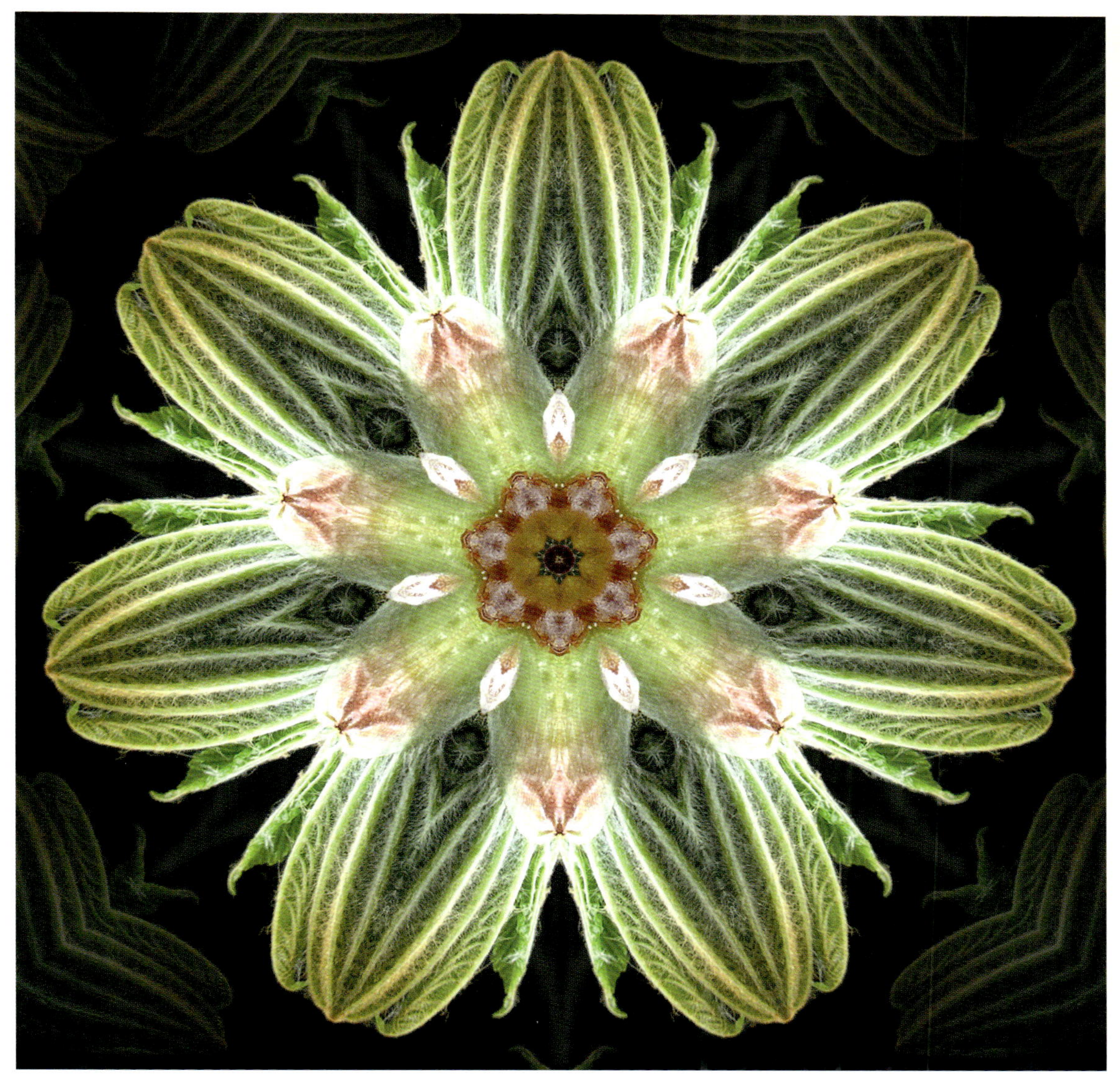

BachBlüten imagami 7

Chestnut Bud - Rosskastanie

Chicory

Du gibst sehr viel
und erwartest
dass dein Tun
mit Liebe und Anerkennung
vergolten wird
damit du dich
wert und wichtig
fühlen kannst -

Erlerne mit mir
die bedingungslose Hingabe
damit du dich selbst
wertschätzen kannst
und dankbar
doch ohne Bedürfnis
Achtung durch Andere erfährst.

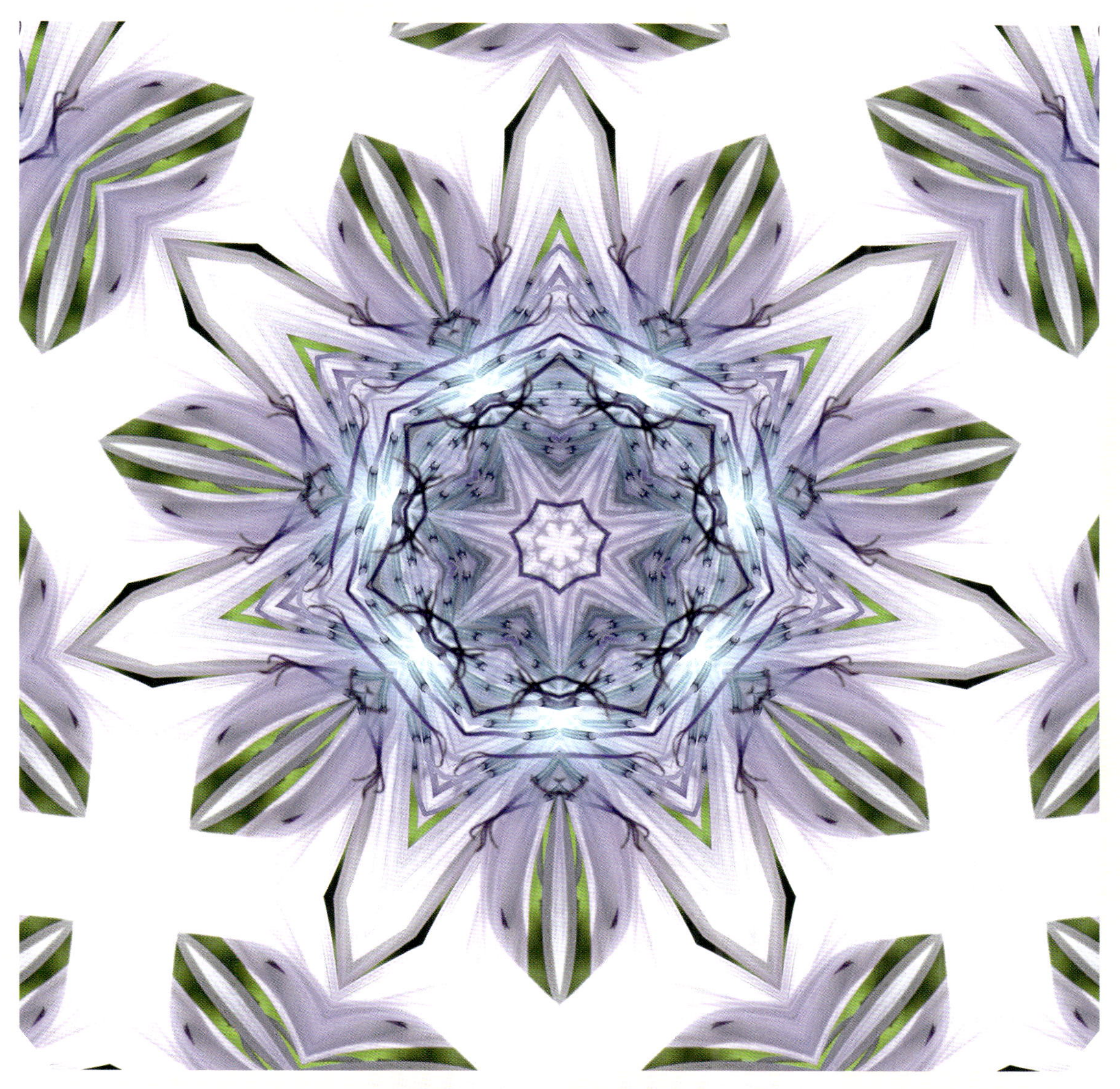

BachBlüten imagami 8

Chicory - Wegwarte

Clematis

Du lebst
inmitten der realen Welt
auf einer Trauminsel
und hast kaum noch
Auge und Ohr
für die Geschehnisse um dich herum -

Ich kann dir
deine Sinne
für Sein und Soll des Alltags schärfen
damit du dich wieder
wach und anteilnehmend
einbringen kannst
und teilhast
am Lebensvollzug.

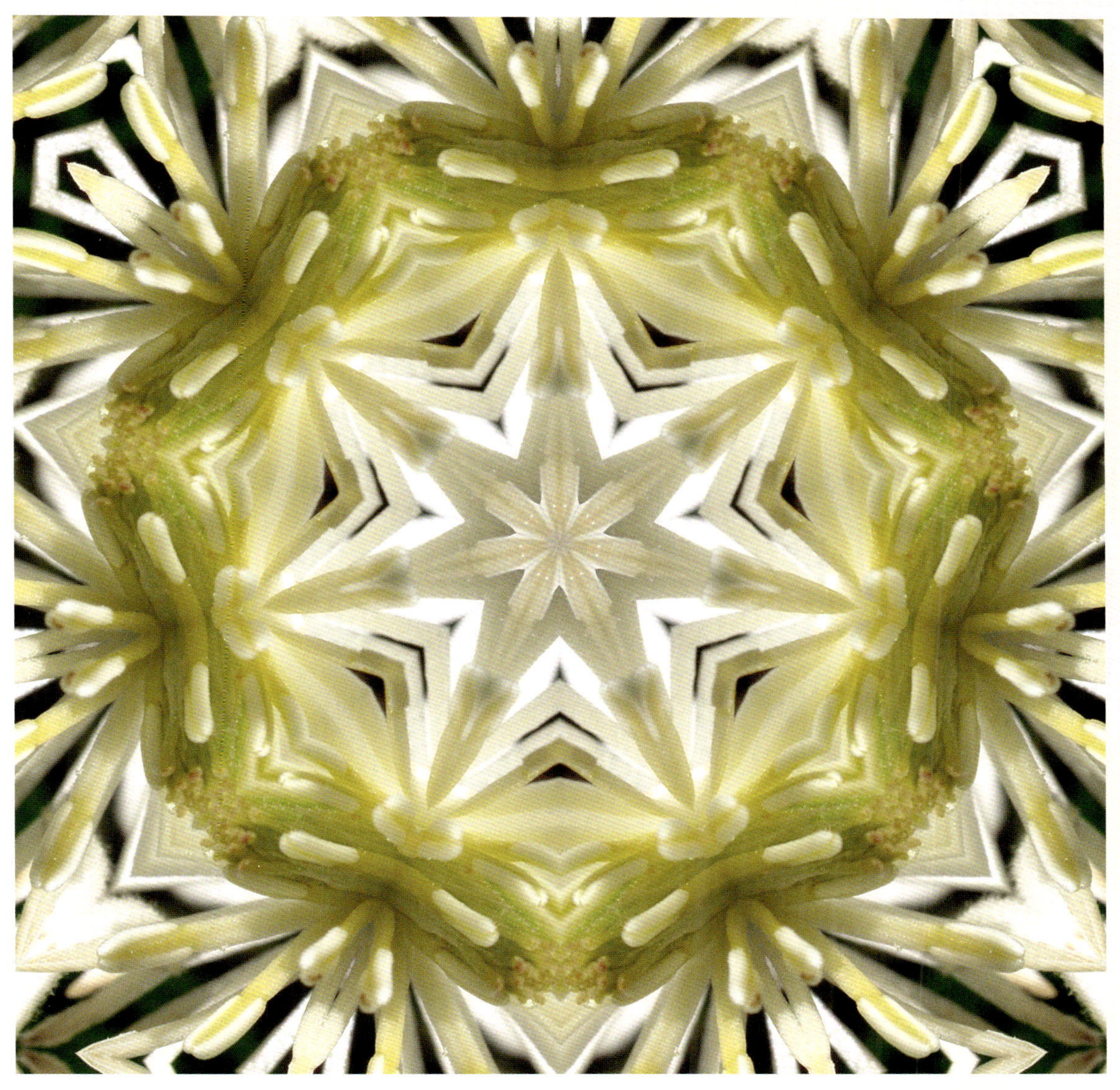

BachBlüten imagami 9

Clematis - Weiße Waldrebe

Crab Apple

Du suchst Vollkommenheit
nach der du dich sehnst
und die du nirgendwo
um dich herum
oder bei dir selbst
entdecken und bewirken kannst:
Du siehst den Haarriss
im klaren Kristall
und den Schmutzfleck
auf frisch gewischtem Boden -

Ich lenke deinen Blick
zurück vom Detail
zum großen Ganzen
damit du erneut
die unbefleckbare Reinheit
des Schöpfungsprinzips erkennst.

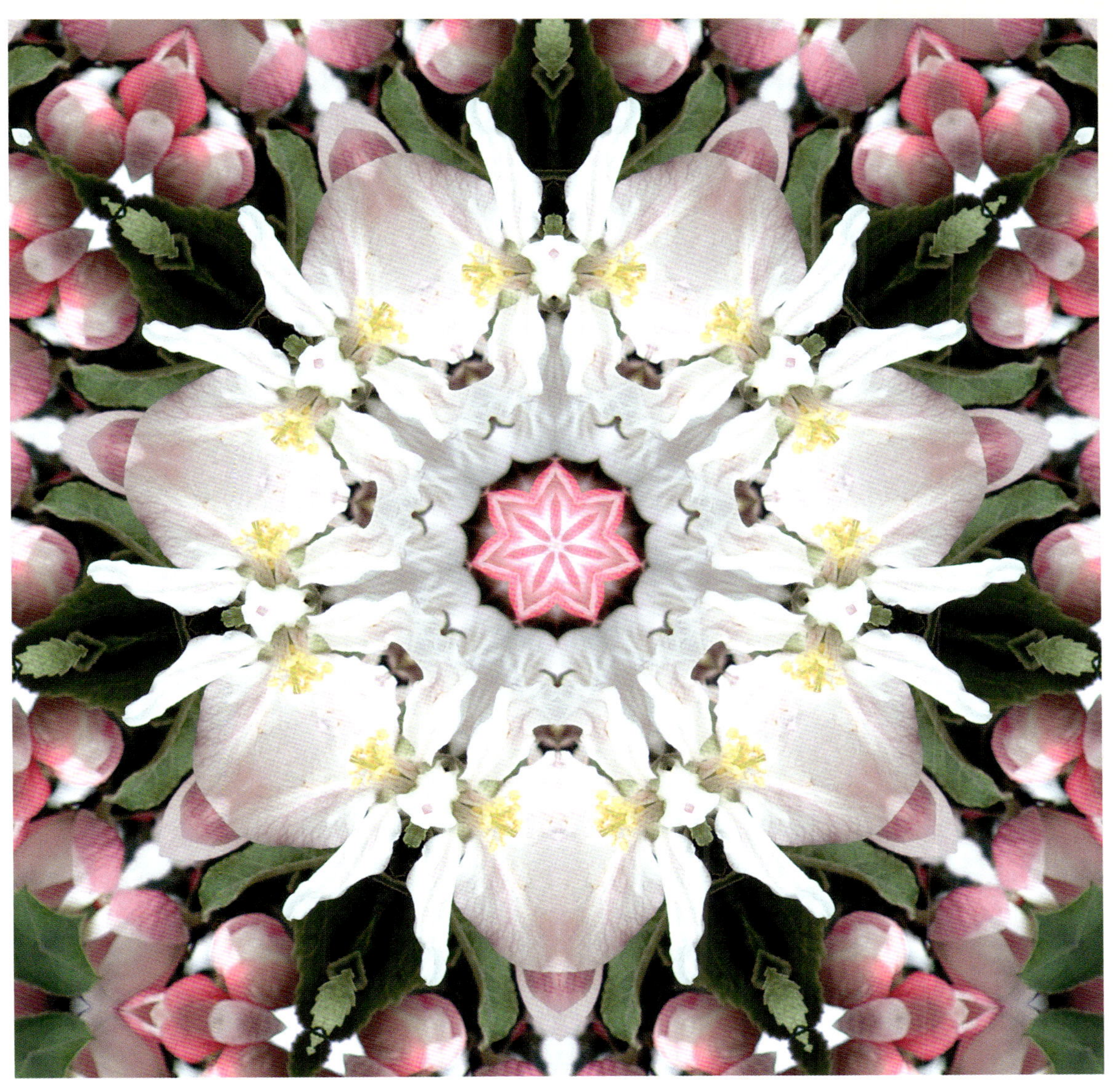

BachBlüten imagami 10

Crab Apple - Holzapfel

Elm

Nicht immer
bist du dir
deiner Stärke bewusst
und fürchtest, du seist zu gering
um Großes zu vollbringen -

Doch sieh mich an:
Du bist wie ich
dem Himmel
durch die Erde verbunden
und trägst
und wirst getragen.

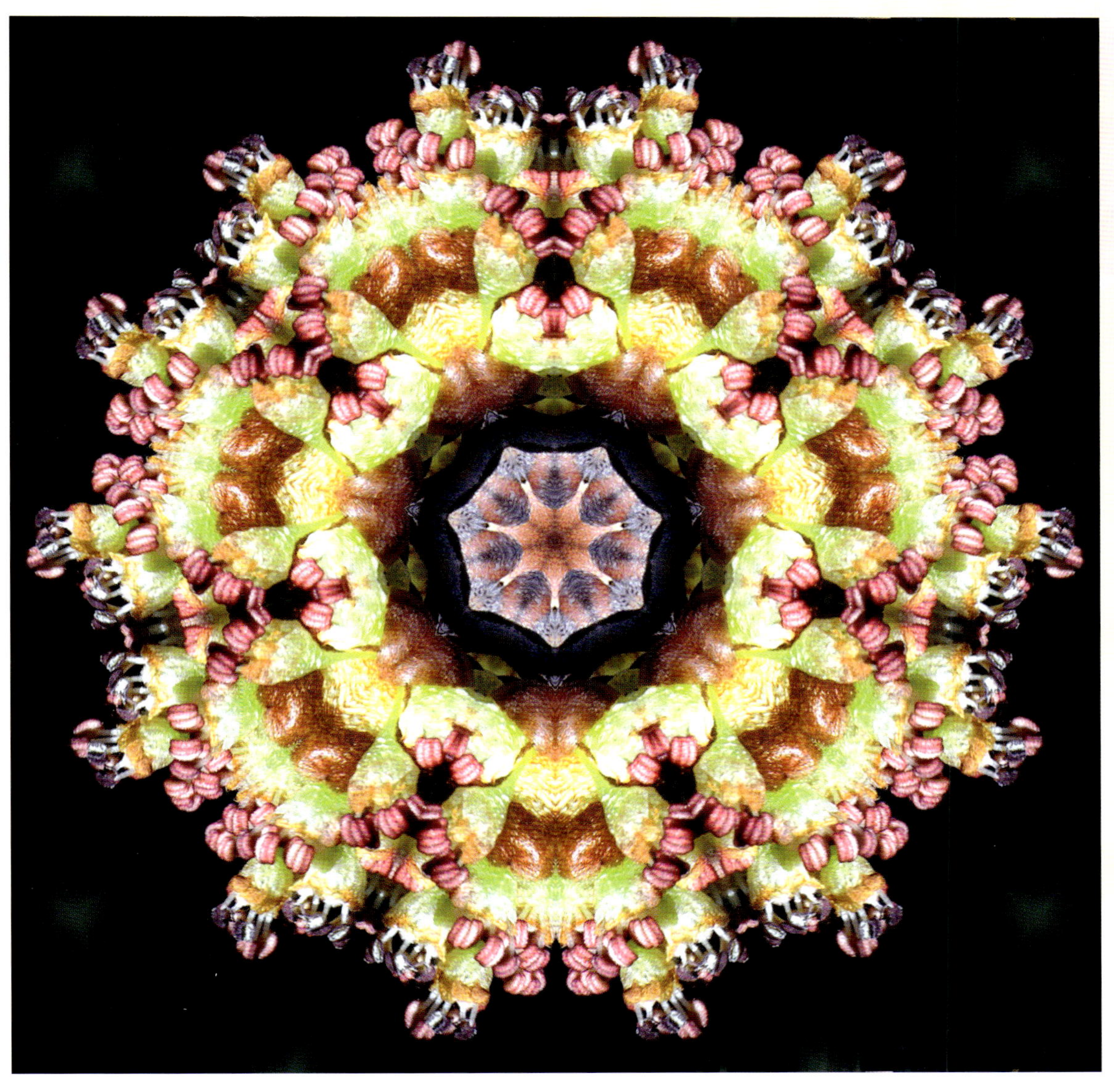

BachBlüten imagami 11

Elm - Ulme

Gentian

Es ist dir fast unmöglich
in einem hellen Morgen
nicht schon
die nahende Nacht zu erkennen
und jeder frohen Zuversicht
hältst du
ein zweifelndes Aber entgegen -

Ich vermag dir
die Gewissheit zu geben
dass alle Dinge
sich fügen
wenn du dem Leben selbst
die Chance gibst
dich angenehm zu überraschen.

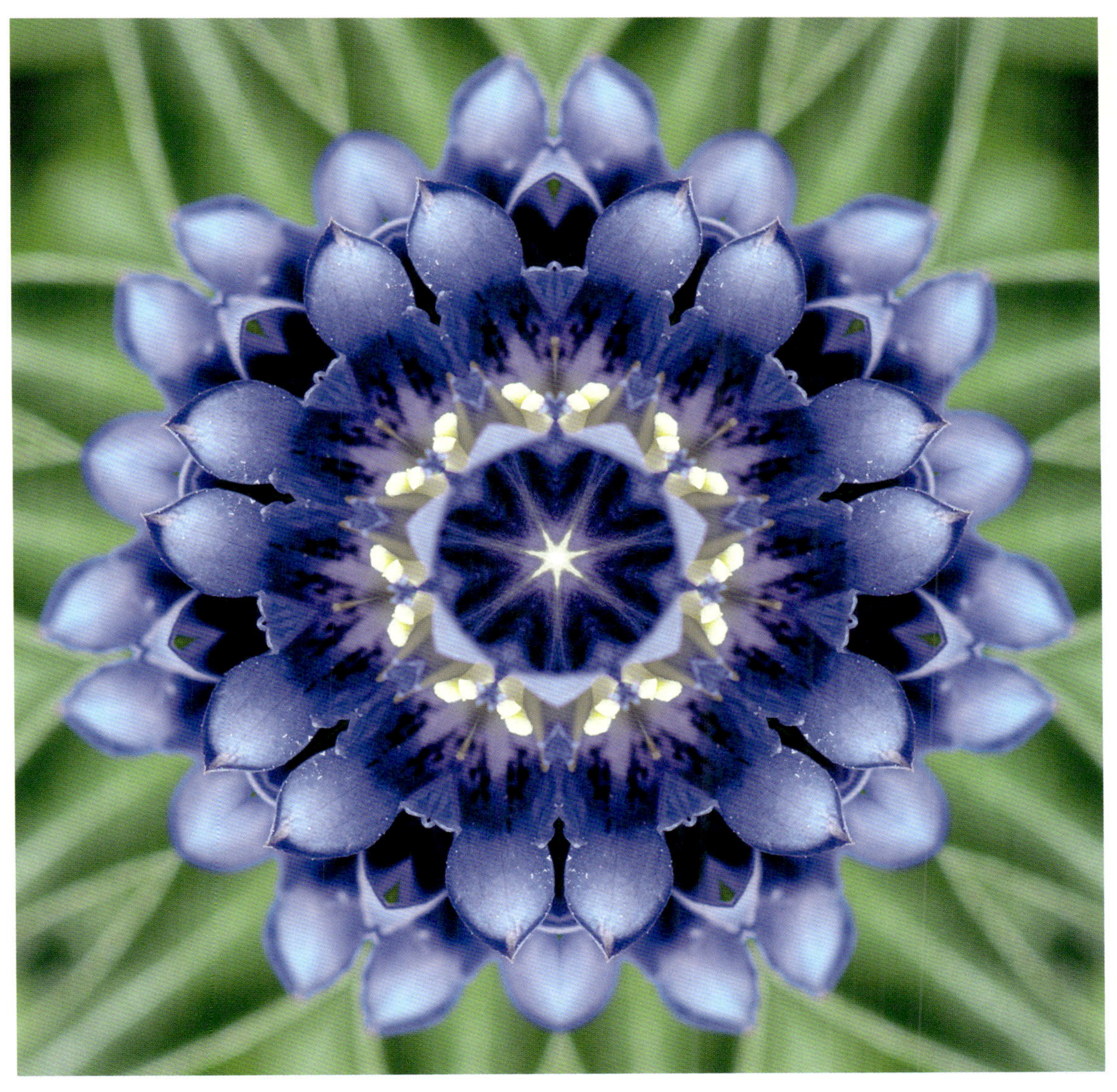

BachBlüten imagami 12

Gentian - Enzian

Gorse

Dir ist als sei
aller Lebensfluss
am Vertrocknen
und keiner Mühe wert
noch Unversuchtes zu erproben -

Ich öffne dir die Augen
und fülle
deine Blicke mit Hoffnung
auf dass du
unerkannte Möglichkeiten
als solche
neu für dich entdeckst.

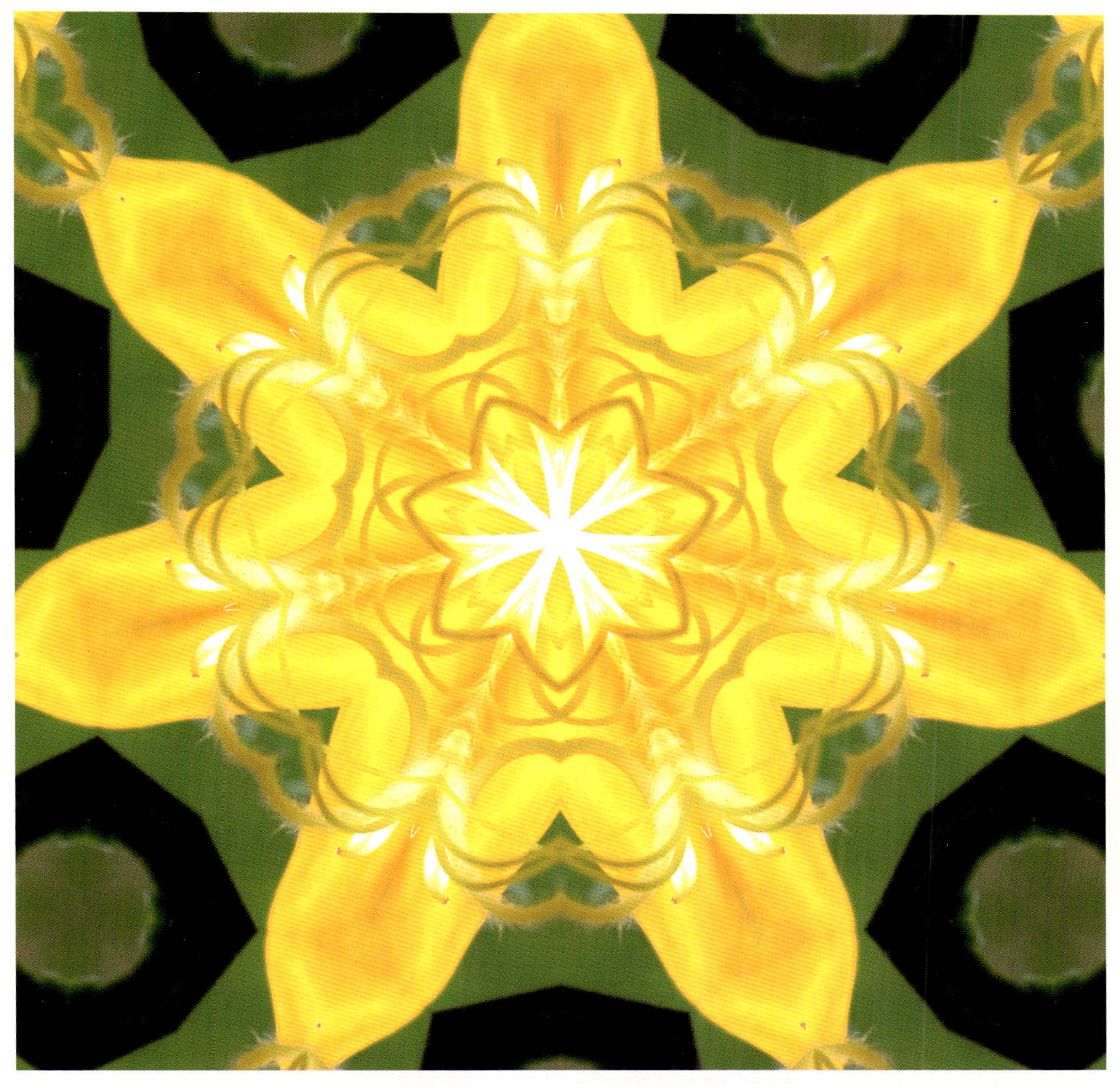

BachBlüten imagami 13

Gorse - Stechginster

Heather

Du fühlst dich
nur glücklich und zufrieden
wenn du im Mittelpunkt stehst,
zur Not durch leidvolles Klagen -

Bedenke
dass erzwungene Nähe
weder Dauer noch Tiefe hat:
Ich schule dein Gespür
für die Belange Anderer
und so wirst du
gefragt und geachtet sein.

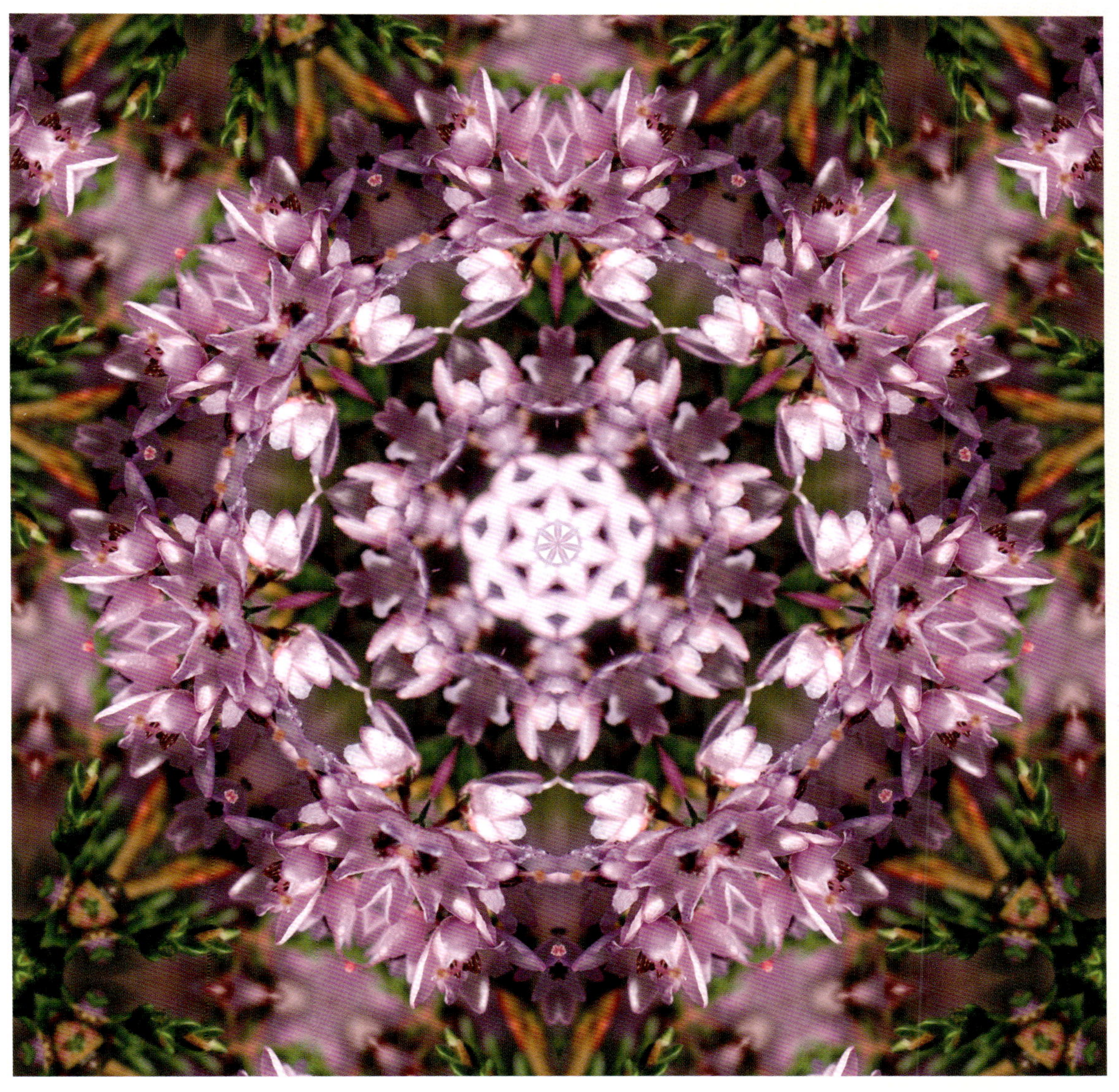

BachBlüten imagami 14

Heather - Heidekraut

Holly

Du bist in Herzensenge gefangen
denn Eifersucht und Neid
lassen nicht zu
dass du dich
liebevollem Miteinander öffnest -

Ich weite
dein Herz und deinen Geist
denn ohne dir dessen bewusst zu sein
ersehnst du nichts anderes
als wahre Liebe
zu geben und zu erfahren.

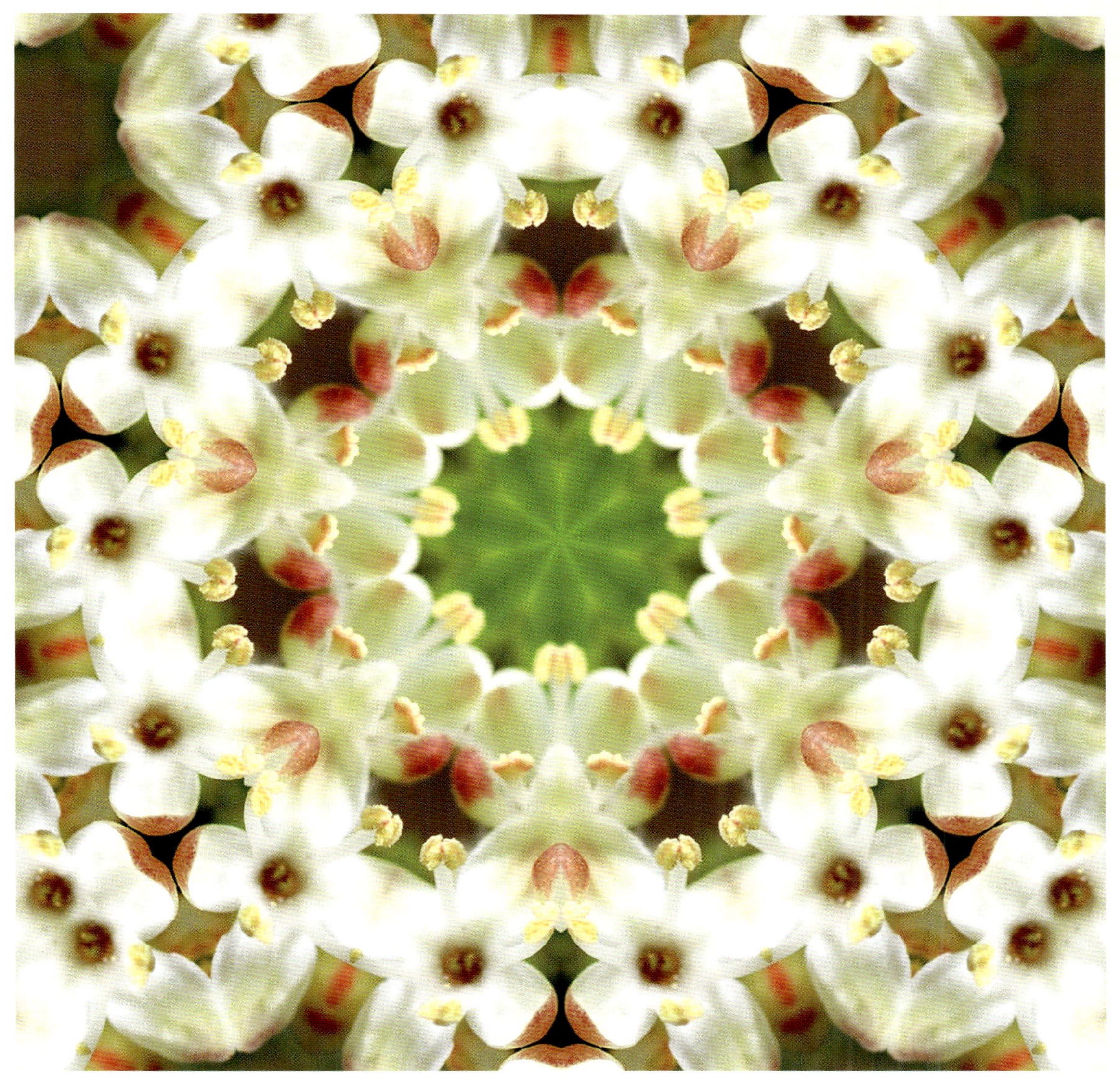

BachBlüten imagami 15

Holly - Stechpalme

Honeysuckle

Was früher war
ist dir
verlorene Lebendigkeit
und verlorenes Glück
im Heute
und du trauerst
um vergangene Freude -

Doch sieh her
wie das Leben jetzt
nach dir greift
und mit dir tanzen will!
Geh Schritt um Schritt
und drehe nicht
die Zeiger und den Kopf zurück:
Ich hole dich ab
und ich begleite dich
zu Neugeburt
im Augenblick.

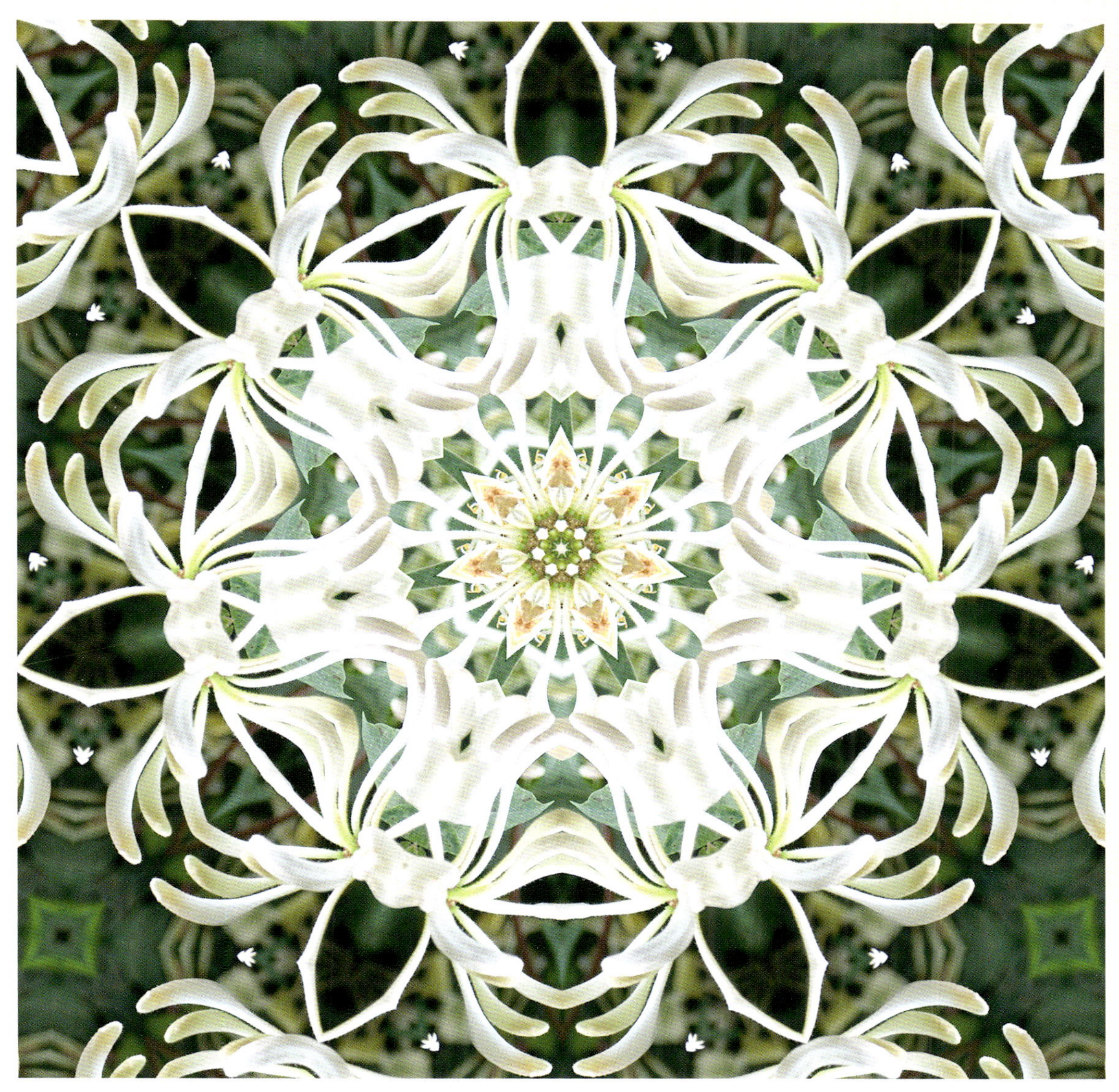

BachBlüten imagami 16

Honeysuckle - Geißblatt

Hornbeam

Halb schlafend
folgst du lustlos
altbekannten Wegen
und träge nur dehnt sich dein Geist
wo Leben Lebendigkeit will -

Ich spanne deinen Bogen neu
und wecke
deine Seele.

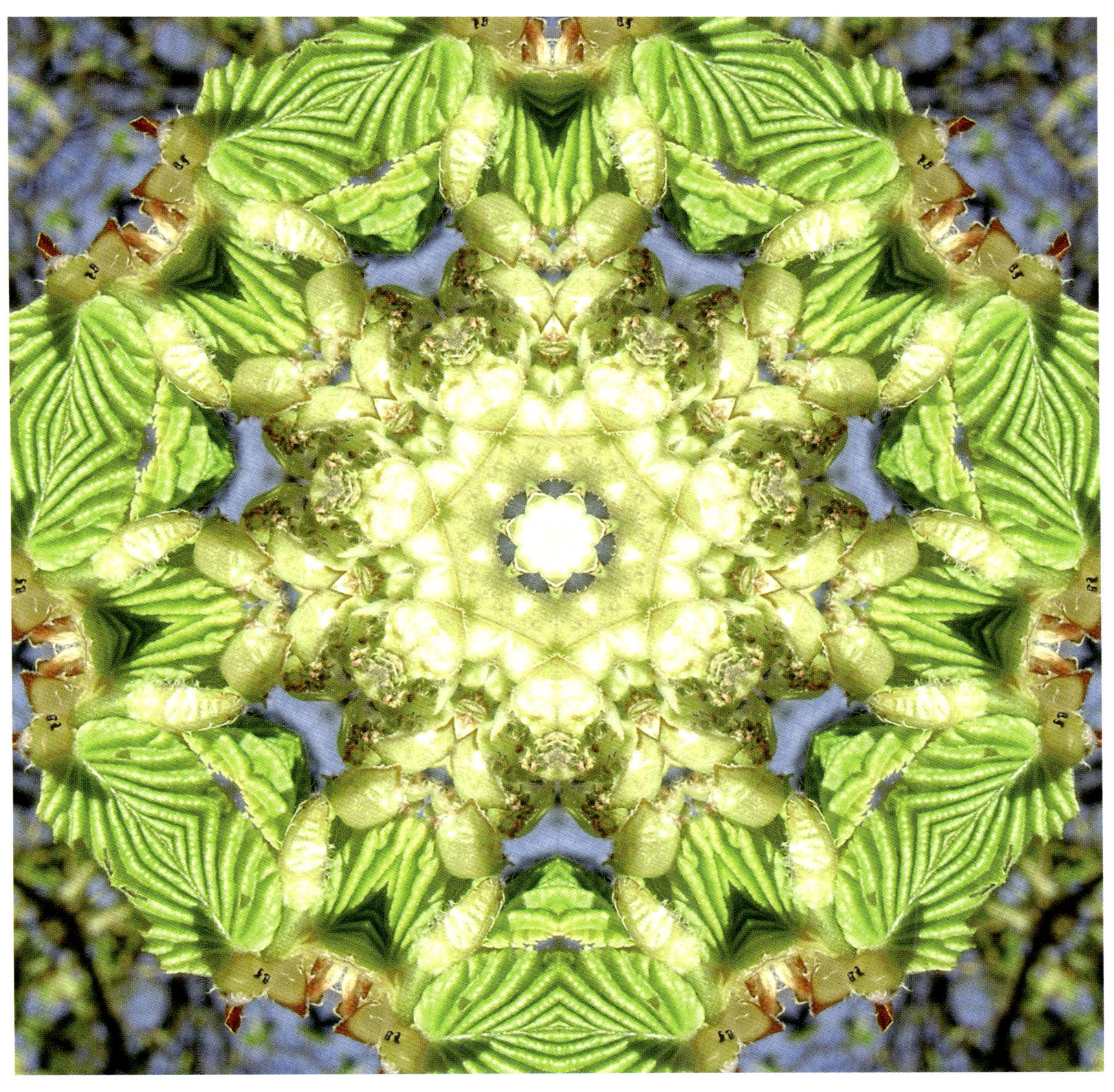

BachBlüten imagami 17

Hornbeam - Hainbuche

Impatiens

Ungeduldig
und innerlich immer
der Zeit und den Taten voraus
fühlst du dich
von lähmender Langsamkeit ausgebremst
die deiner Mitwelt
zu eigen scheint -

Ich mildere
das Ungestüm deines Inneren
bis du erkennst
dass alles
zu seiner Zeit geschieht
und eigenes Tempo hat.

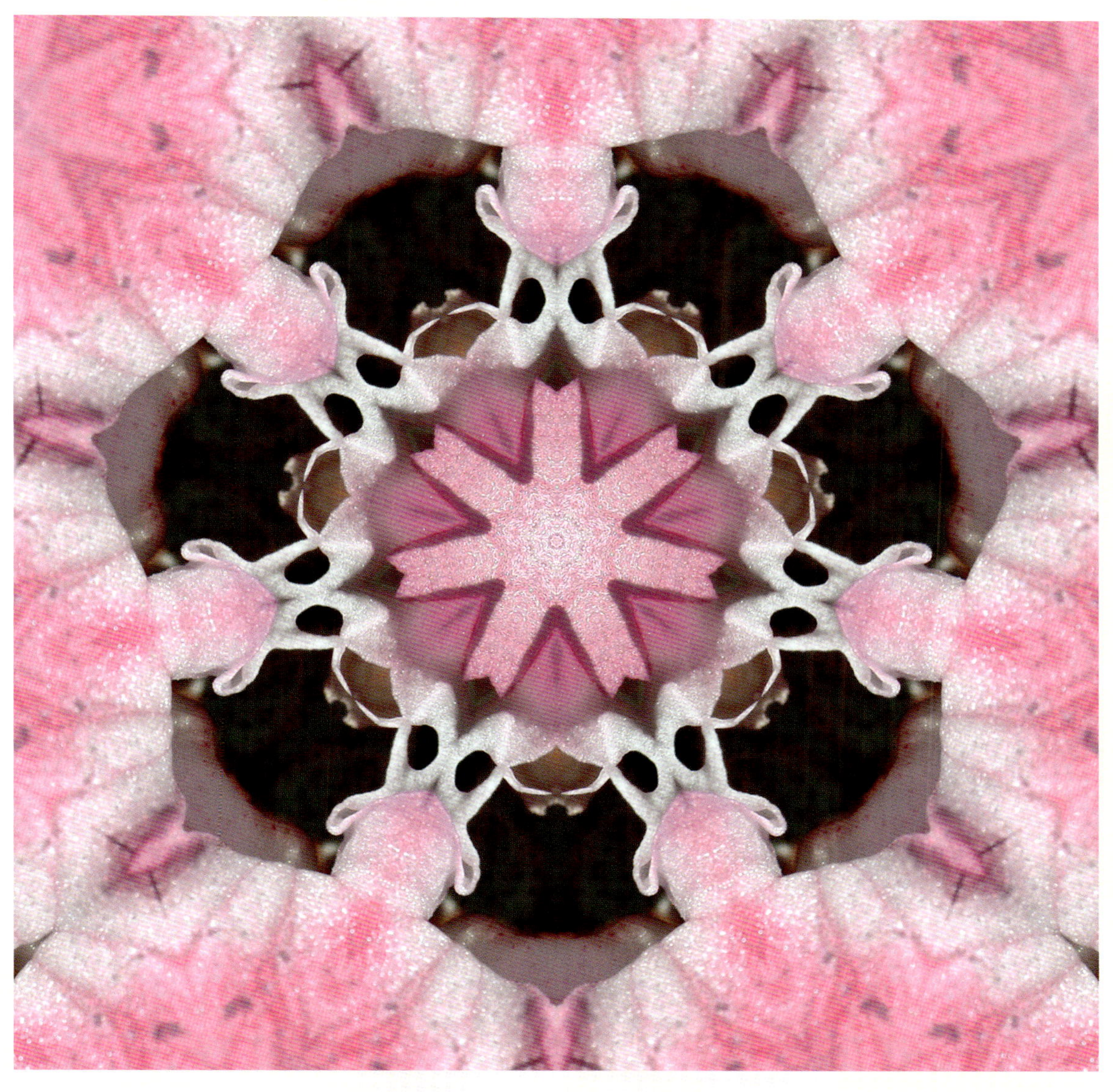

BachBlüten imagami 18

Impatiens - Drüsentragendes Springkraut

Larch

Du nimmst dir
für dich selbst nichts Großes vor
weil du zu wissen glaubst
dass jedermann um dich
besser und klüger ist
als du -

Ich lasse dich gewahr werden
dass du den gleichen Wert,
die gleichen Rechte hast und Chancen
wie alle:
Darum erlaube deinen Wünschen
erfüllbar zu sein
und tue
das Deine dafür.

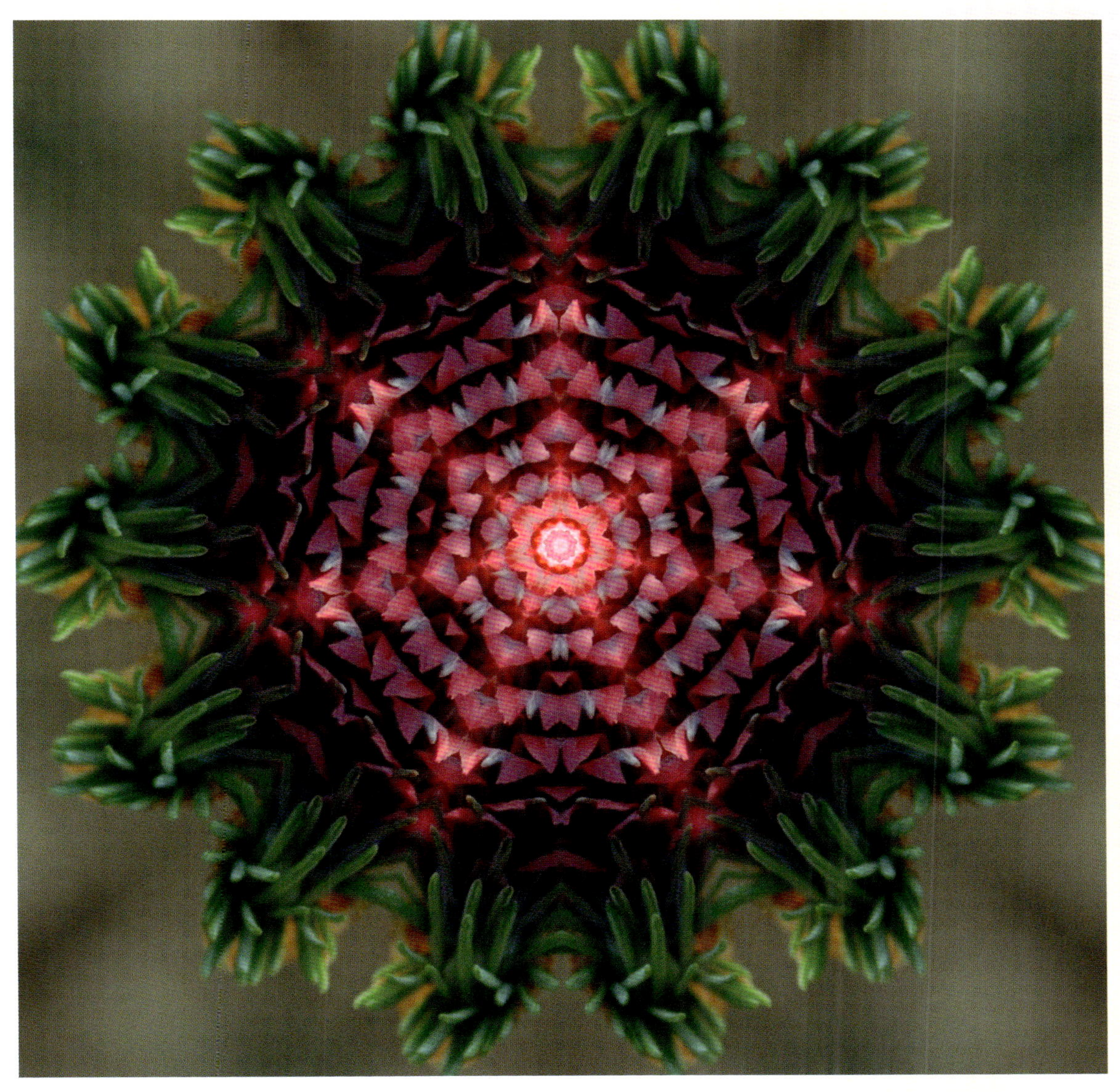

BachBlüten imagami 19

Larch - Lärche

Mimulus

Vieles im Leben
macht dir Angst
und du wünschst dir
eine heile Welt
in der nichts und niemand
dich verletzen kann -

Ich schütze dich
vor allzu viel Außen
und leite dich zurück
in die Sicherheit
deiner inneren Führung
die dich ermutigt
dem Kommenden entgegengehen lässt.

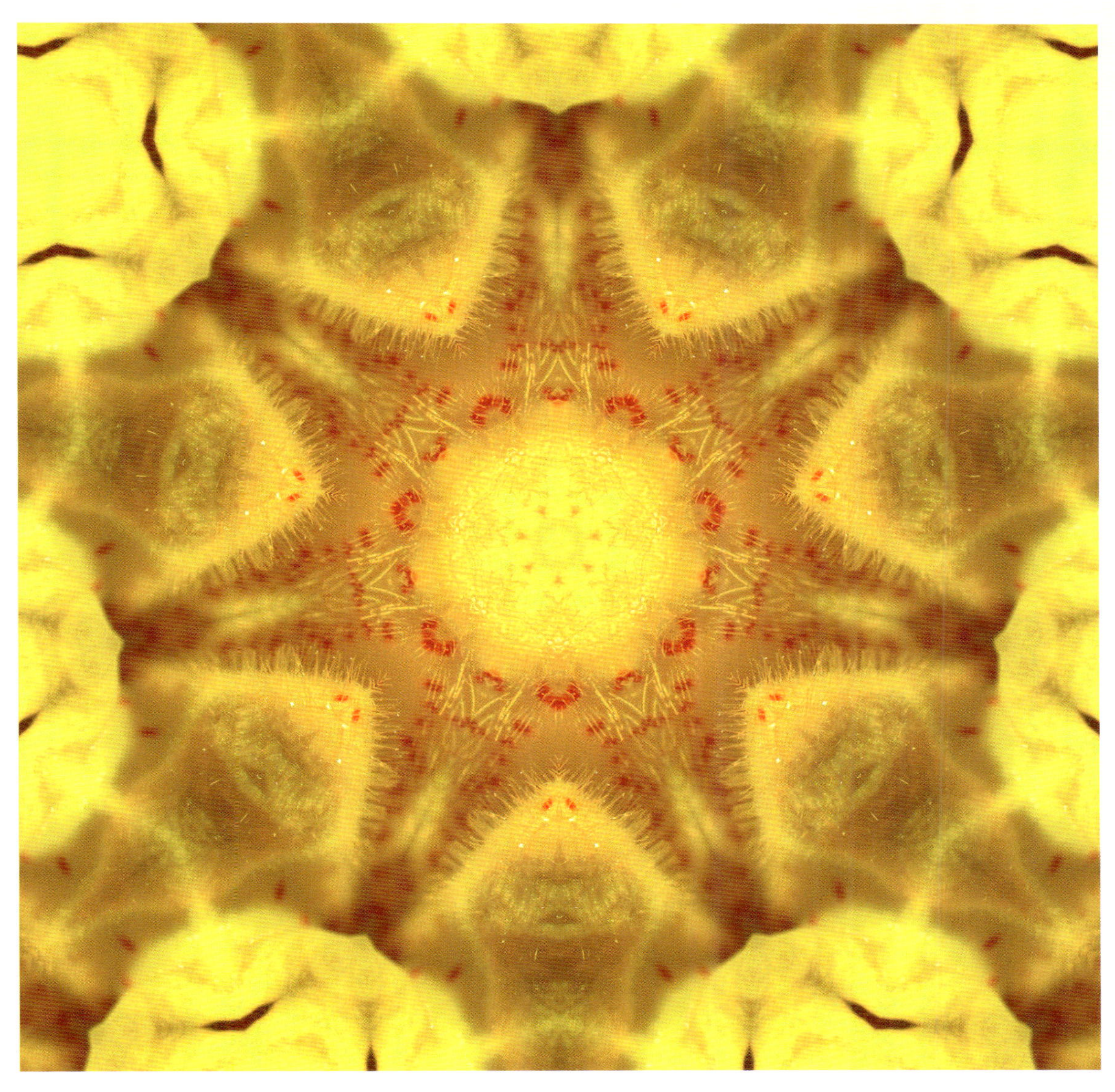

BachBlüten imagami 20

Mimulus - Gefleckte Gauklerblume

Mustard

Du fällst von Zeit zu Zeit
in dunkle Trauer
für die du keinen Grund
und keinen Weg zurück
zu heller Freude findest - -

Ich durchlichte deine Seele
damit du an düsteren Tagen
Stärkung
durch meine Strahlkraft verspürst.

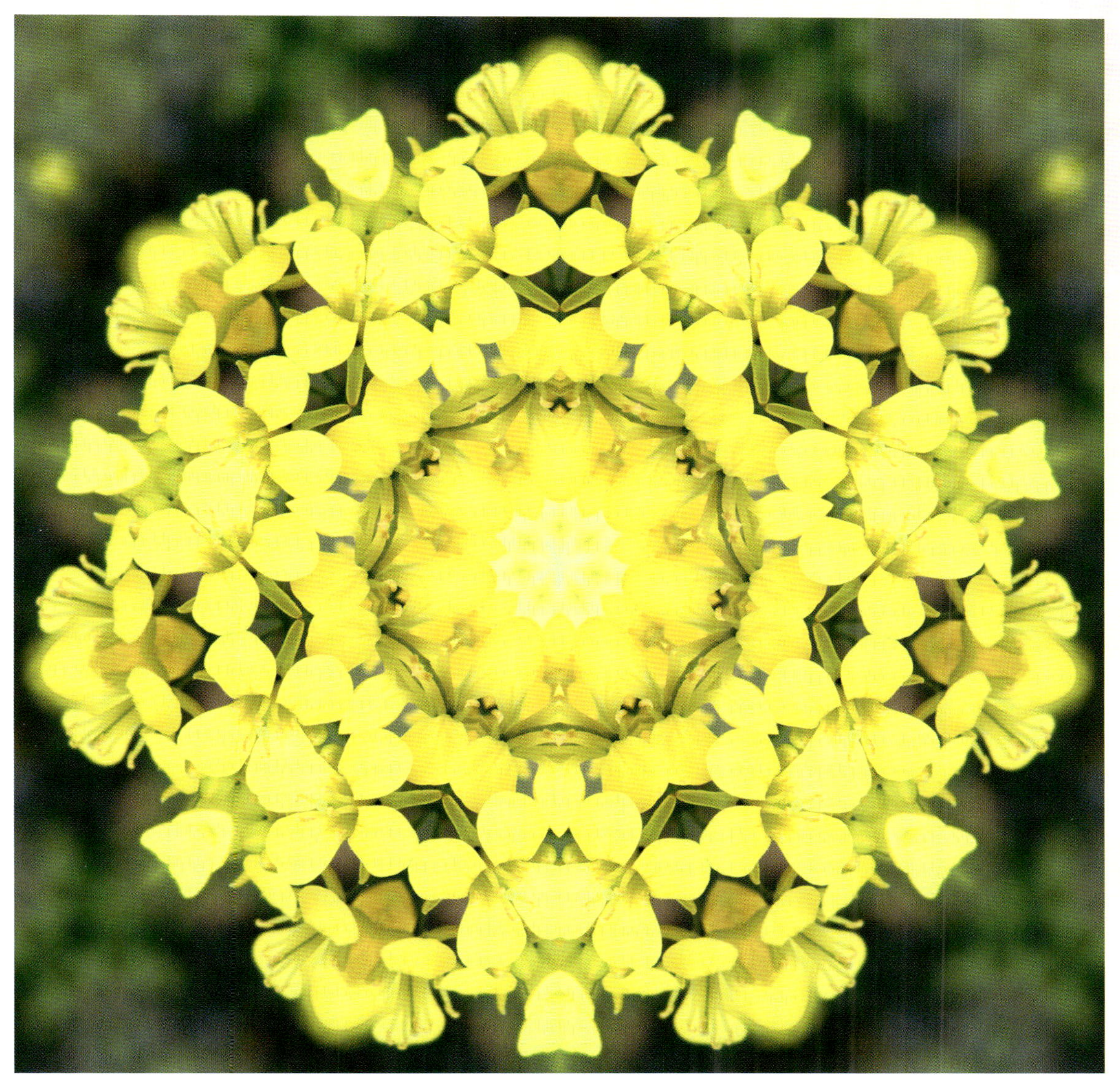

BachBlüten imagami 21

Mustard - Ackersenf

Oak

Du siehst dein Heil
in pausenloser Pflichterfüllung
die festen Regeln folgt
und keinen Zweifel kennen darf -

Ich biete dir an
die spielerische Seite
deines täglichen Werkes
neu für dich zu entdecken.

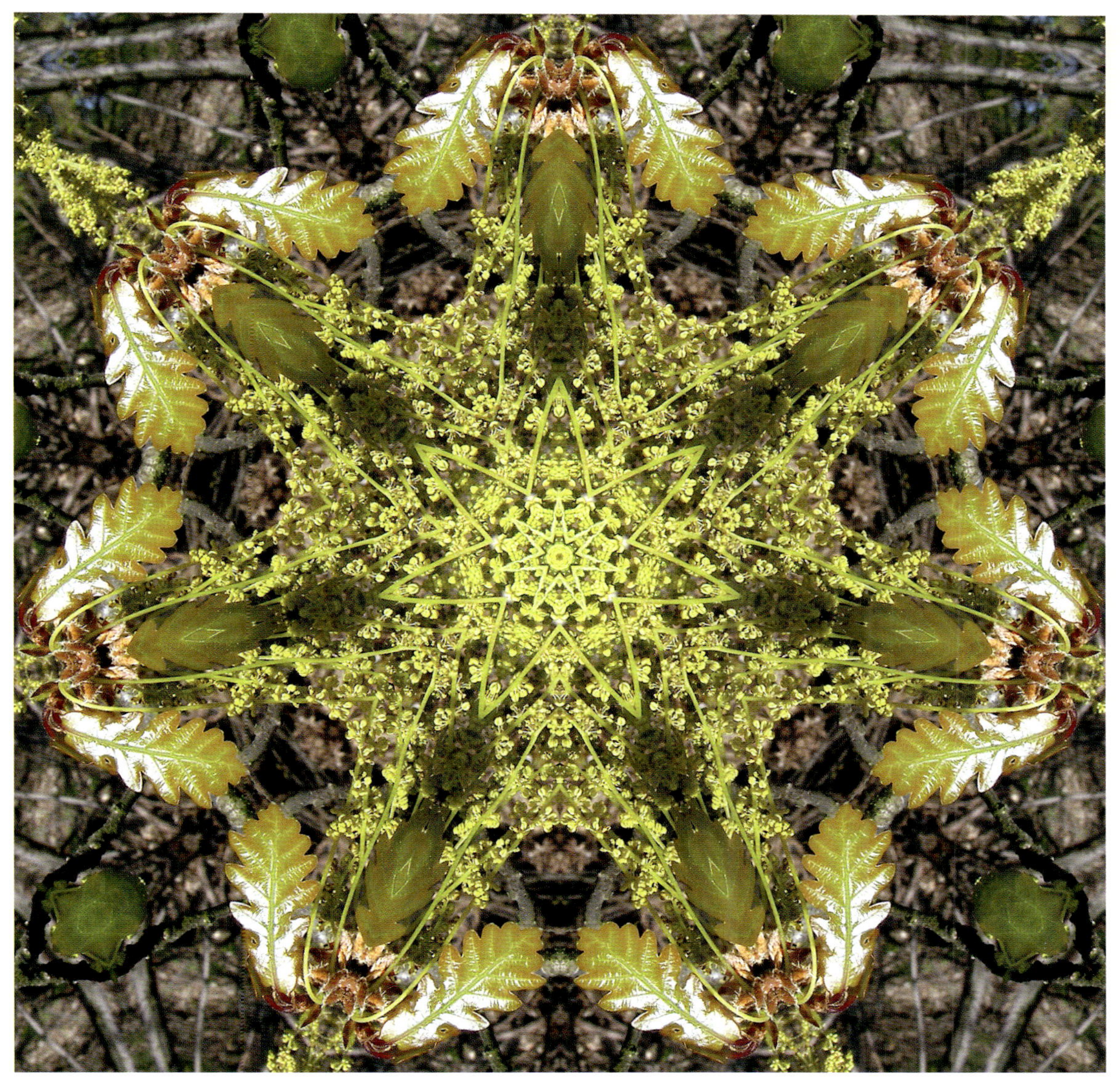

BachBlüten imagami 22

Oak - Eiche

Olive

Deine äußere Kraft
und deine innere Stärke
sind aufgezehrt
du hast dich leer gelebt
und willst nur Ruhe -

Ich führe dich zu jener Quelle
die dir und allen
unbemessen gibt:
Lerne nun
bewusst aus ihr zu schöpfen
damit dir heilsame Fülle wird.

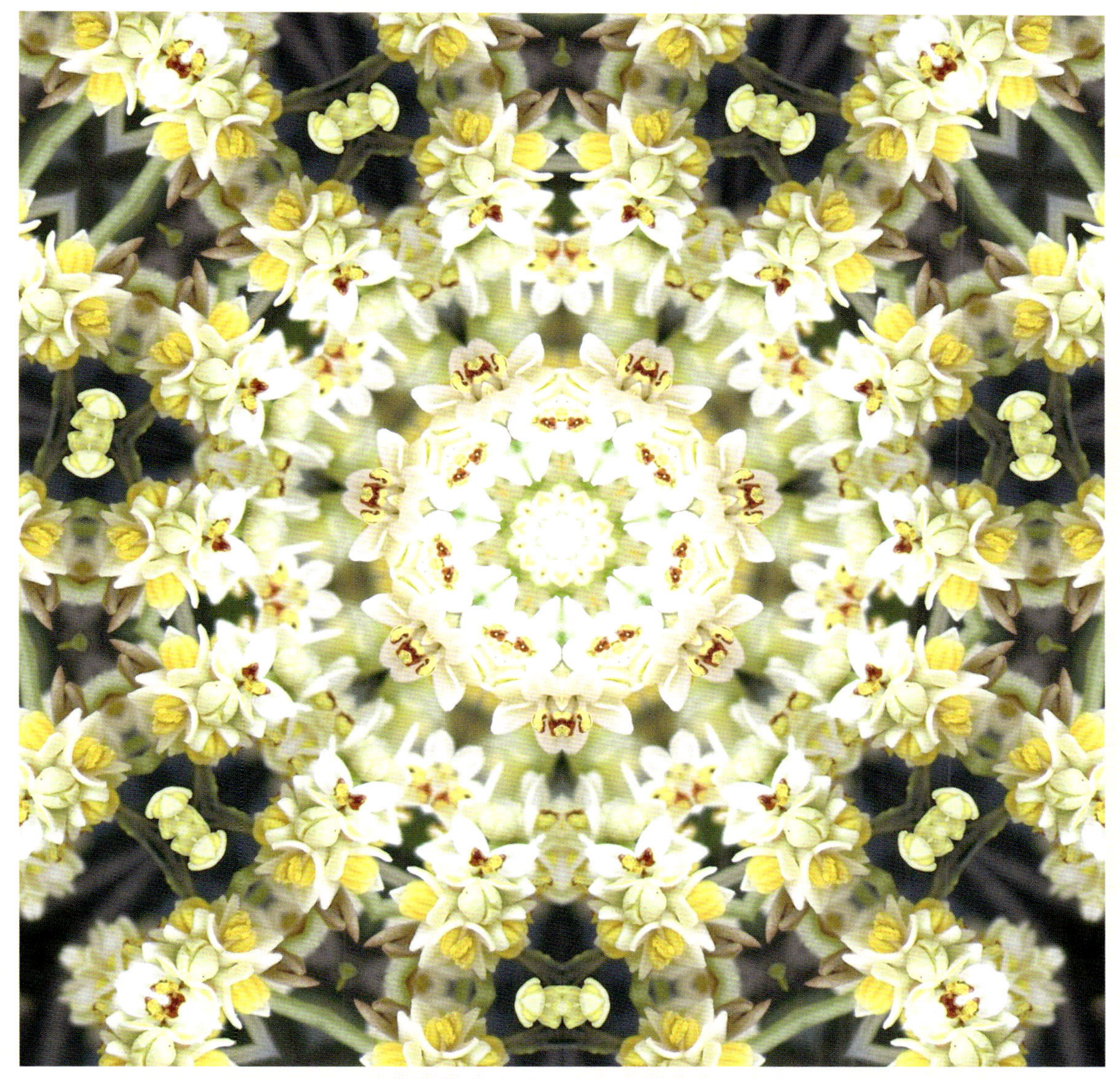

BachBlüten imagami 23

Olive

Pine

Du klagst dich bitter an
für Tat und Unterlassung
selbst dann
wenn fremde Hand
das Unheil verschuldet hat -

Ich mahne dich:
Sei liebevoll mit deinen Unzulänglichkeiten
und schließe in diese Großmut
alle Wesen ein.

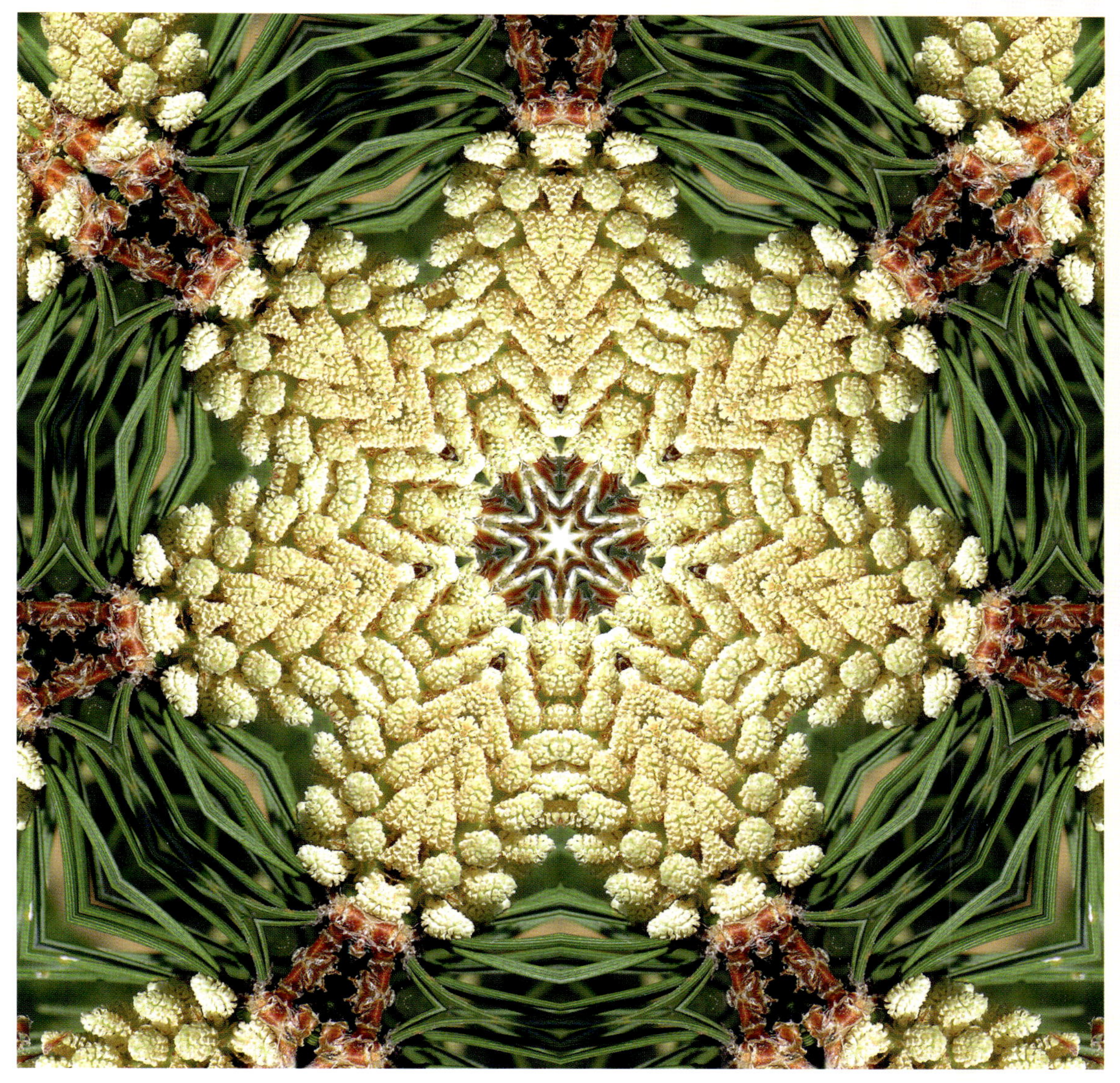

BachBlüten imagami 24

Pine - Schottische Kiefer

Red Chestnut

Du bist in Liebe
den Deinen fest verbunden
doch sorgst du dich
in quälendem Übermaß um sie
und hältst euch so
in ungewollten Fesseln -

Ich will dir
diese Sorge nehmen
und ermutige dich:
Lass Leben zu
sei ganz bei dir
und lass in Liebe
los.

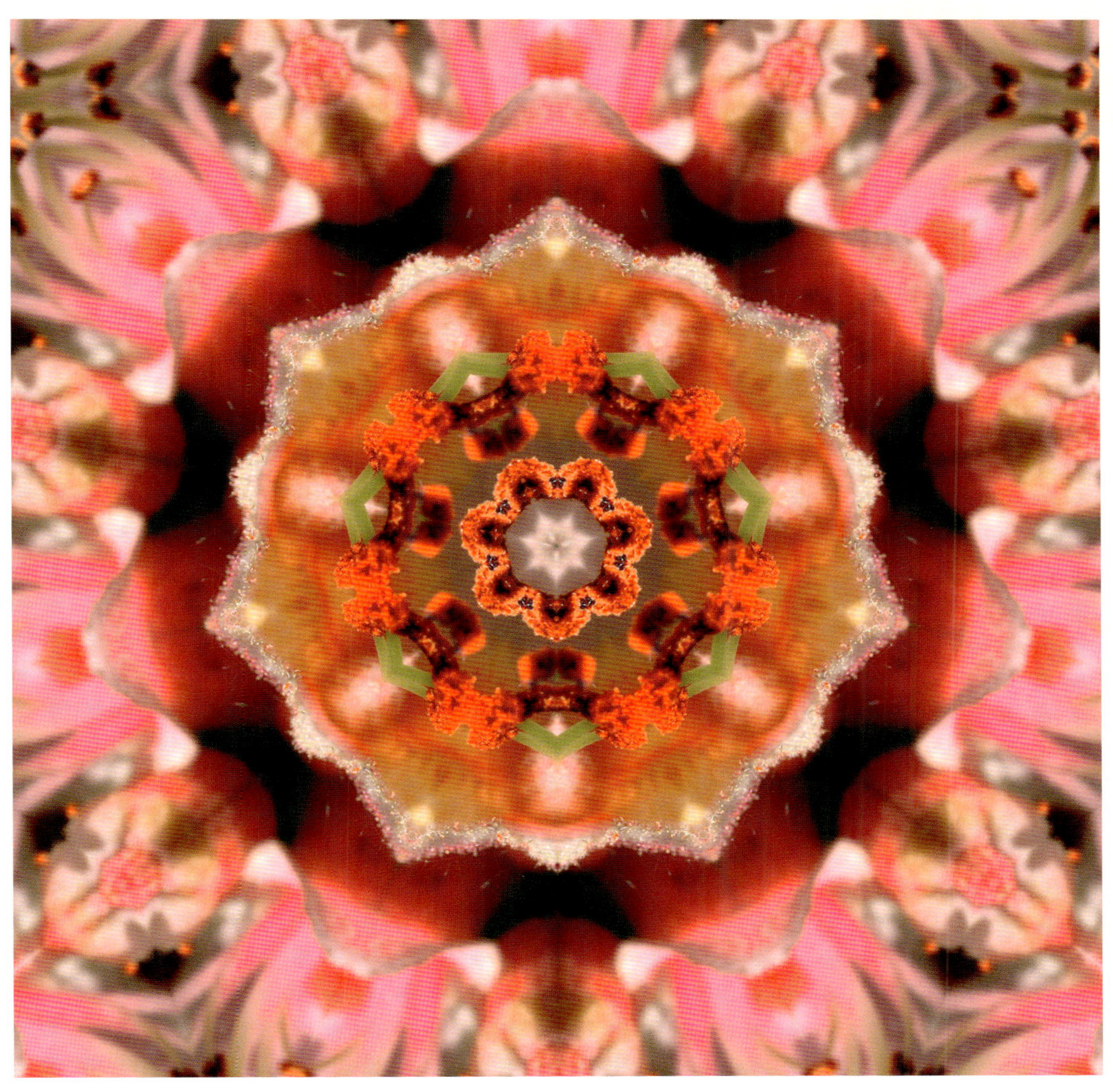

BachBlüten imagami 25

Red Chestnut - Rote Kastanie

Rock Rose

Unter und über dir
scheint alles zusammenzubrechen
und Leib und Seele fühlen sich
in weisungsloser Panik -

Ich bringe Dich
zu jener Ruhe und Besonnenheit zurück
die unabdingbar sind
für dein klares Erkennen
und dir angemessenes Tun.

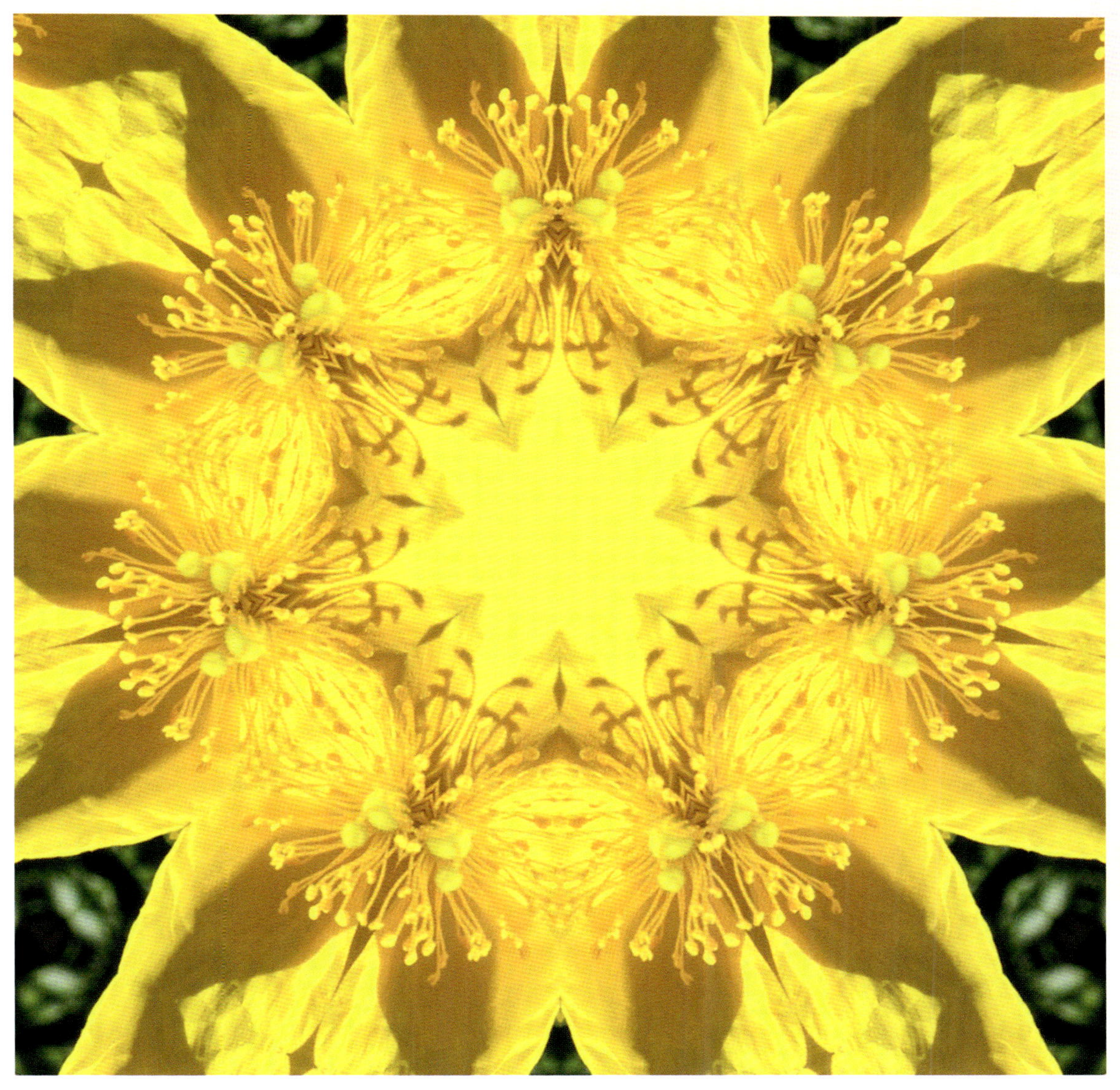

BachBlüten imagami 26

Rock Rose - Gelbes Sonnenröschen

Rock Water

Disziplin und Pflicht
in selbstgewählter Strenge
sind dir ein sicherer Halt
der keinen Platz
für Leichtigkeit lässt
die dir wie Leichtsinn erscheint -

Ich nehme dich mit
auf den Wassern des Lebens
frei deine Bahnen zu ziehen
im Aufbruch zu neuen Ufern.

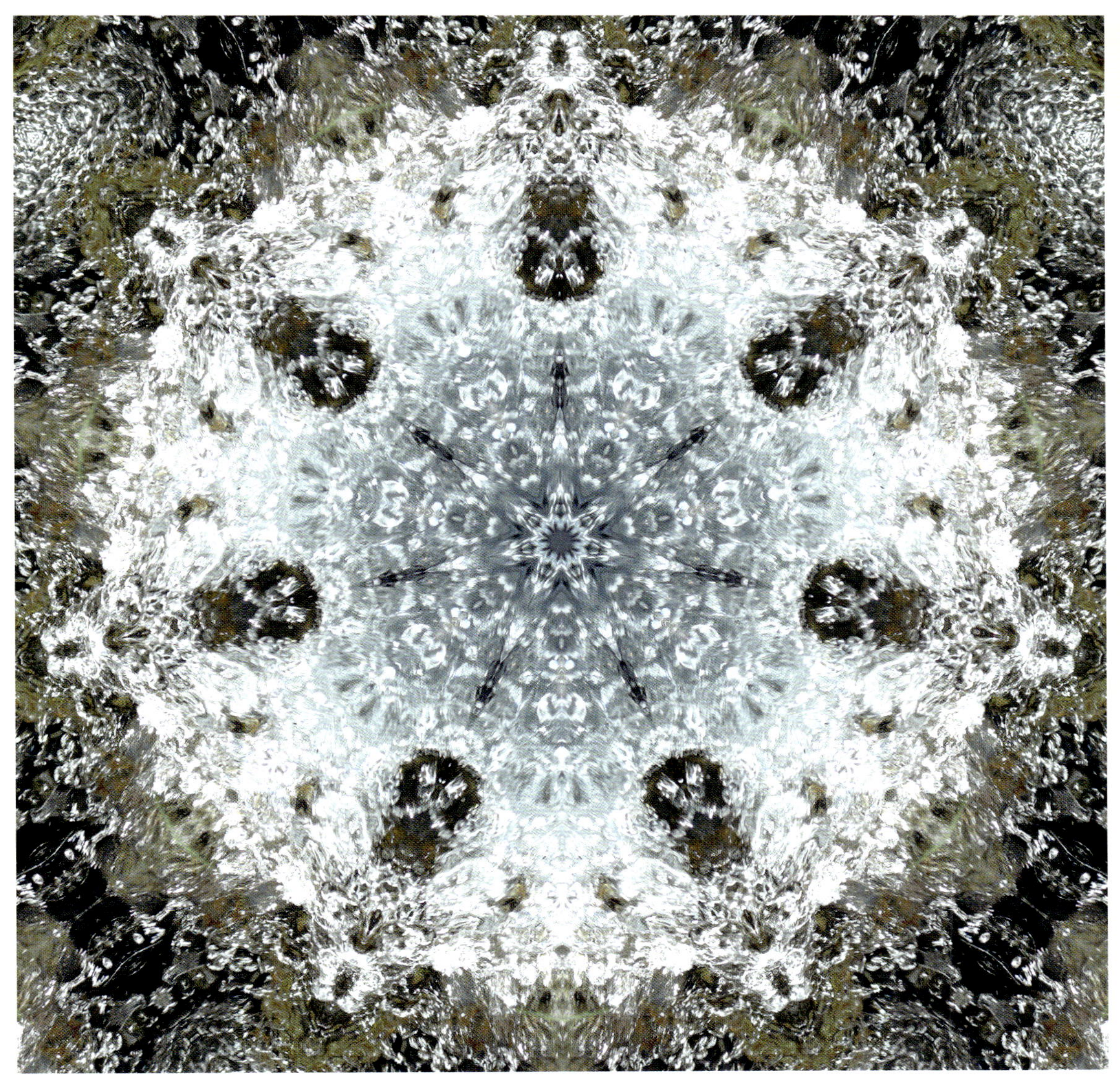

BachBlüten imagami 27

Rock Water - Quellwasser

Scleranthus

Es fällt dir schwer
dich zu entscheiden
und jede getroffene Wahl
lässt neuen Zweifel keimen;
unruhig hüpft dein Geist
von Möglichkeit zu Möglichkeit
und wieder zurück -

Ich sorge für
dein inneres Gleichgewicht
und befähige dich
aus deiner Mitte heraus
sicher
die rechte Entscheidung zu treffen.

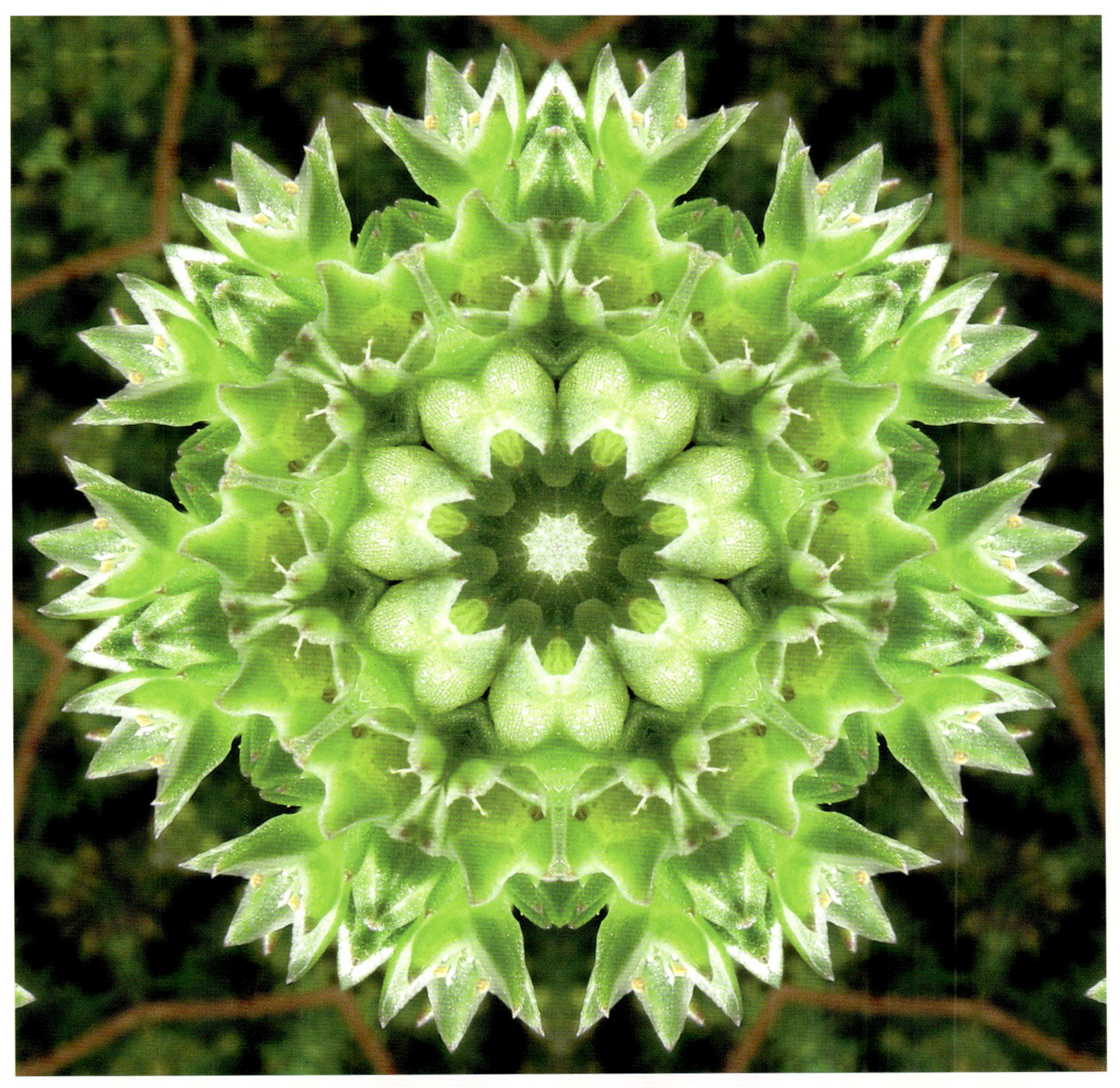

BachBlüten imagami 28

Scleranthus - Einjähriger Knäuel

Star of Betlehem

Noch manches in dir
ist unerlöst
und hält deine Seele
in Starre -

Ich schenke dir Trost
wenn du dich untröstlich glaubst
und ich führe dich
zu innerer Freiheit
wo du dich eingeengt
und blockiert fühlst:
So helfe ich dir
jene Leichtigkeit
und jenen Frieden wiederzuerkennen
die du nicht mehr wahrnehmen kannst
aber niemals verloren hast.

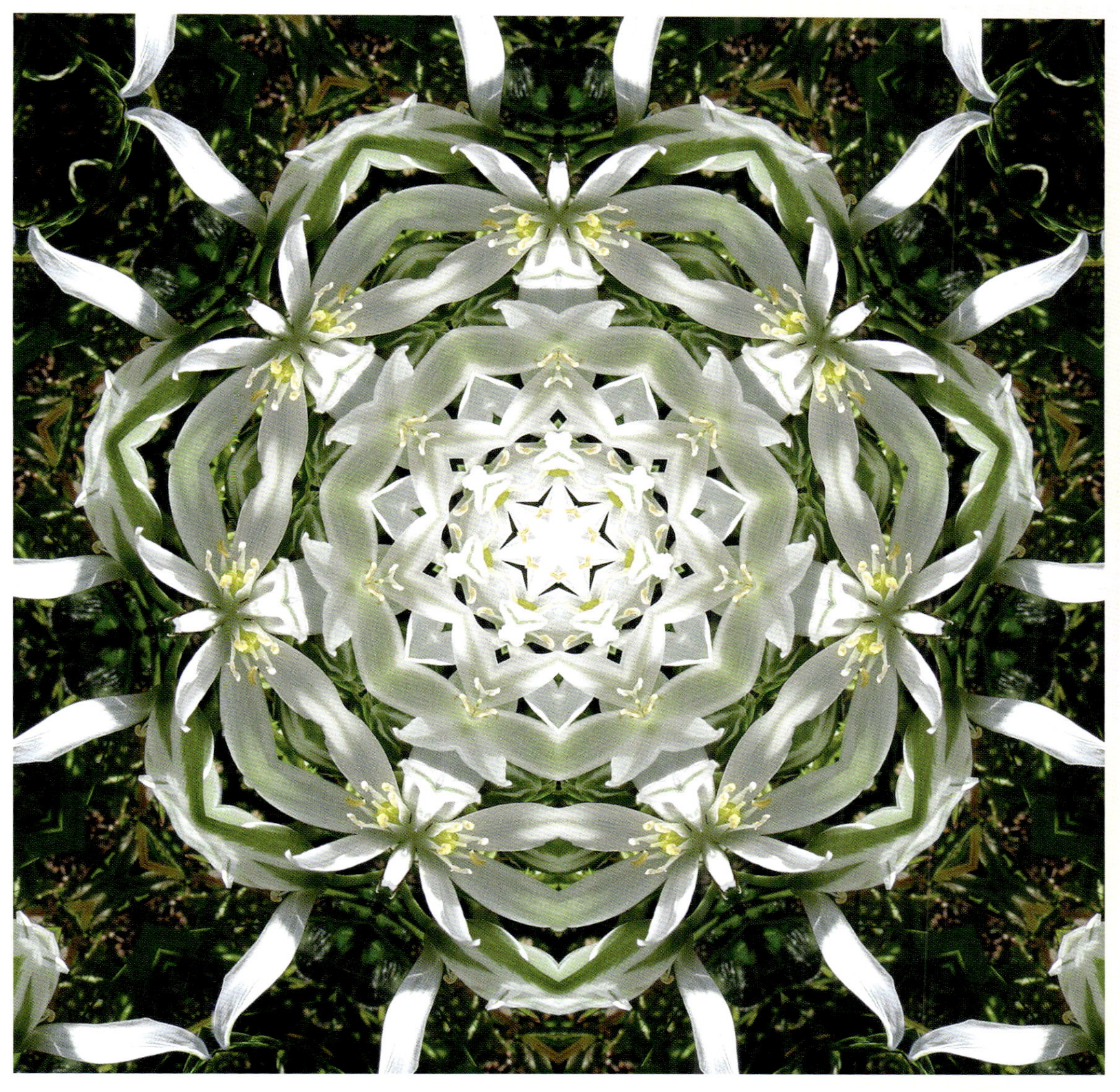

BachBlüten imagami 29

Star of Betlehem - Doldiger Milchstern

Sweet Chestnut

Wenn du
im Dunkel der Nacht
nicht mehr
an kommendes Licht glauben kannst
und dich am Ende
aller Kraft und Möglichkeiten siehst -

Dann nehme ich dich
an meine Hand
und sorge dafür
dass vertrauensvolles Begreifen
an die Stelle deiner Verzweiflung tritt.

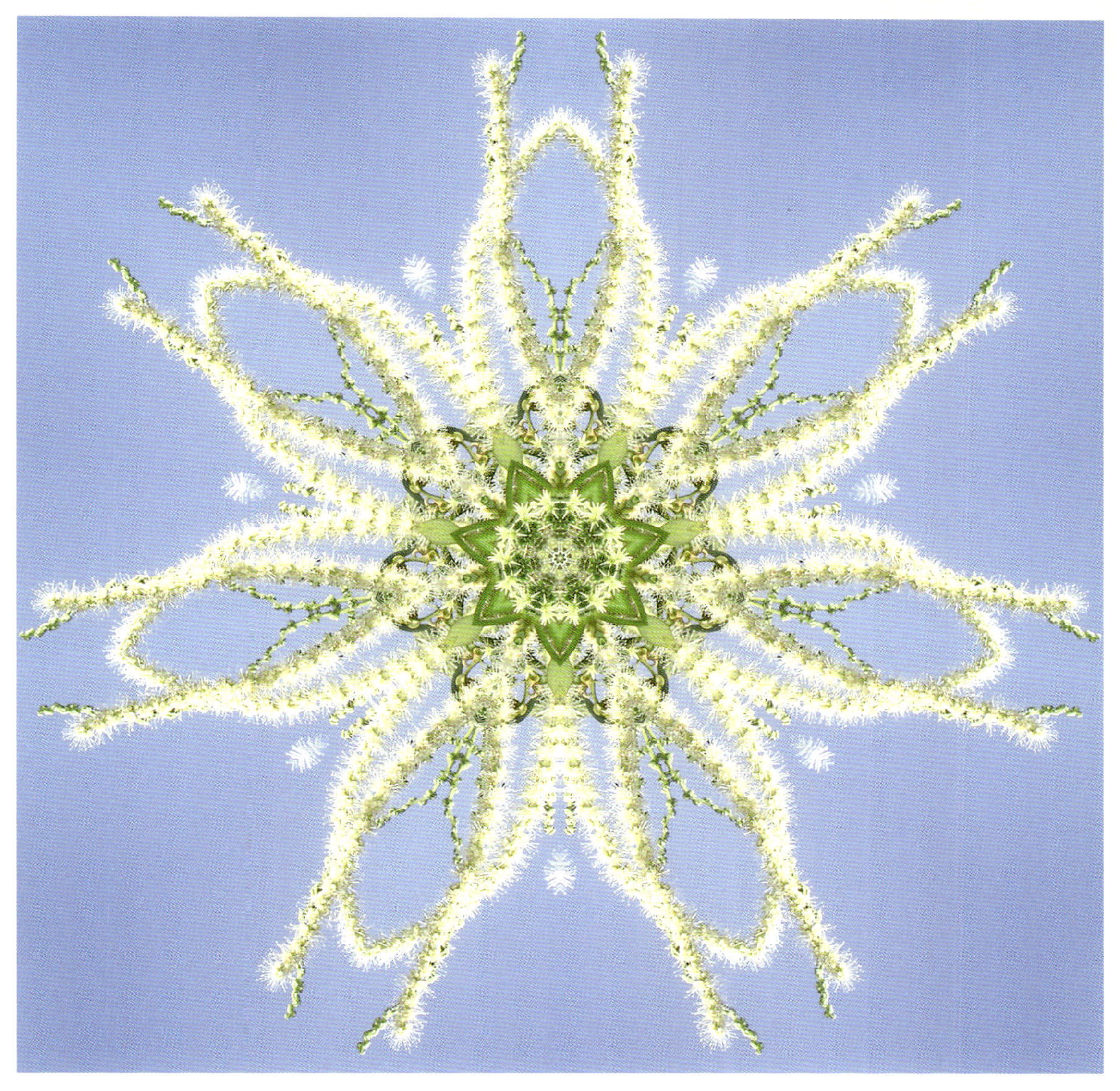

BachBlüten imagami 30

Sweet Chestnut - Edelkastanie

Vervain

Unermüdlich
bist du im Einsatz
für hohe Ideale
und ruhelos versuchst du
jeden dafür zu begeistern -

Ich helfe dir zu sehen
dass jeder Übereifer
der guten Sache
und deinen eigenen Kräften schadet
und ich zeige dir
wie du mit rechtem Maß und Mittel
Andern Beispiel wirst.

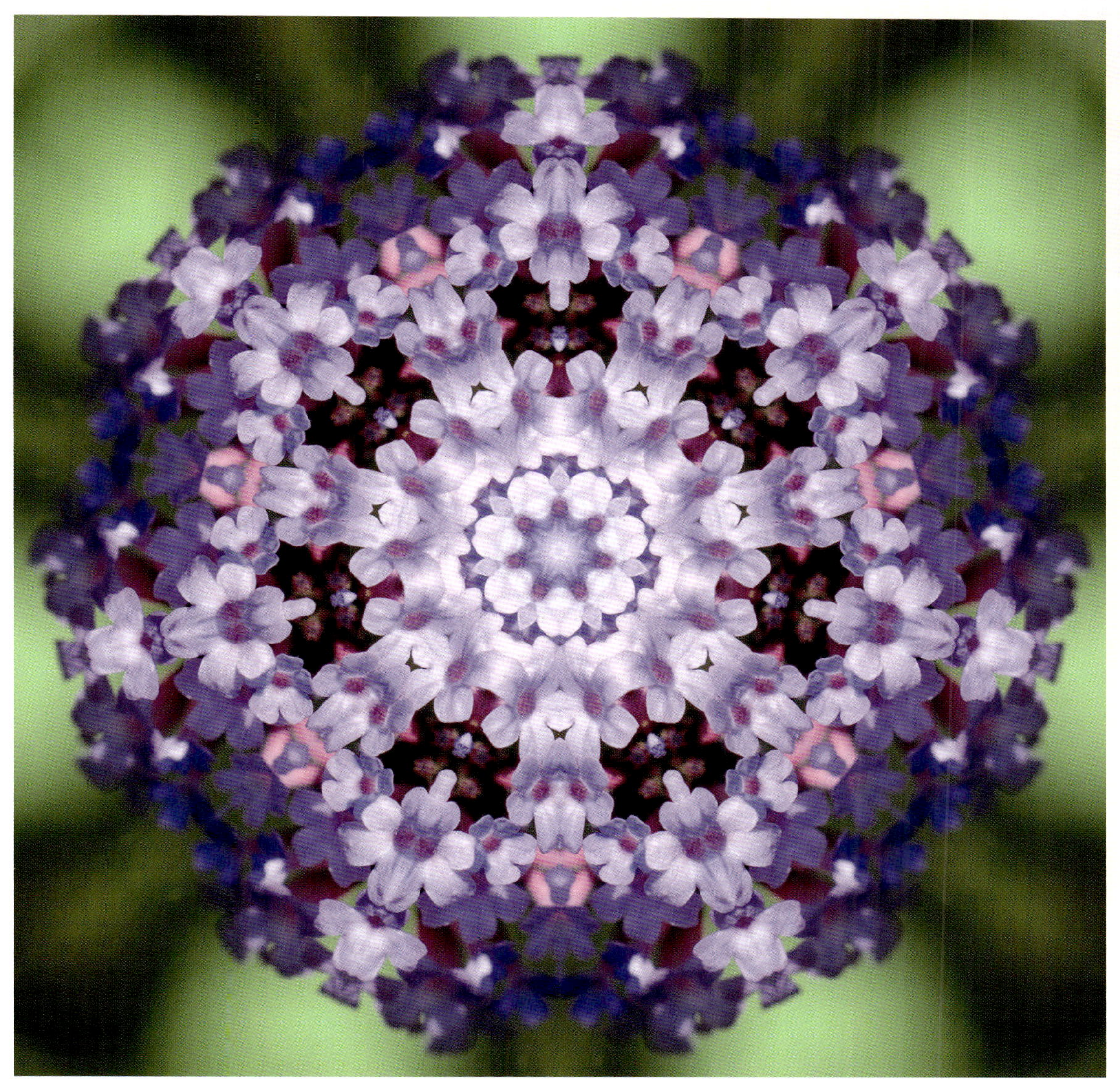

BachBlüten imagami 31

Vervain - Eisenkraut

Vine

Du gehst deinen Weg
mit überlegener Stärke
und glaubst bisweilen
dass jeder andere
nur dir zu folgen hat -

Ich unterstütze dich
in deinem Bemühen
ein gerechter Vorreiter zu sein
der hilft
wo Hilfe nötig
und lässt
wo Toleranz genügt.

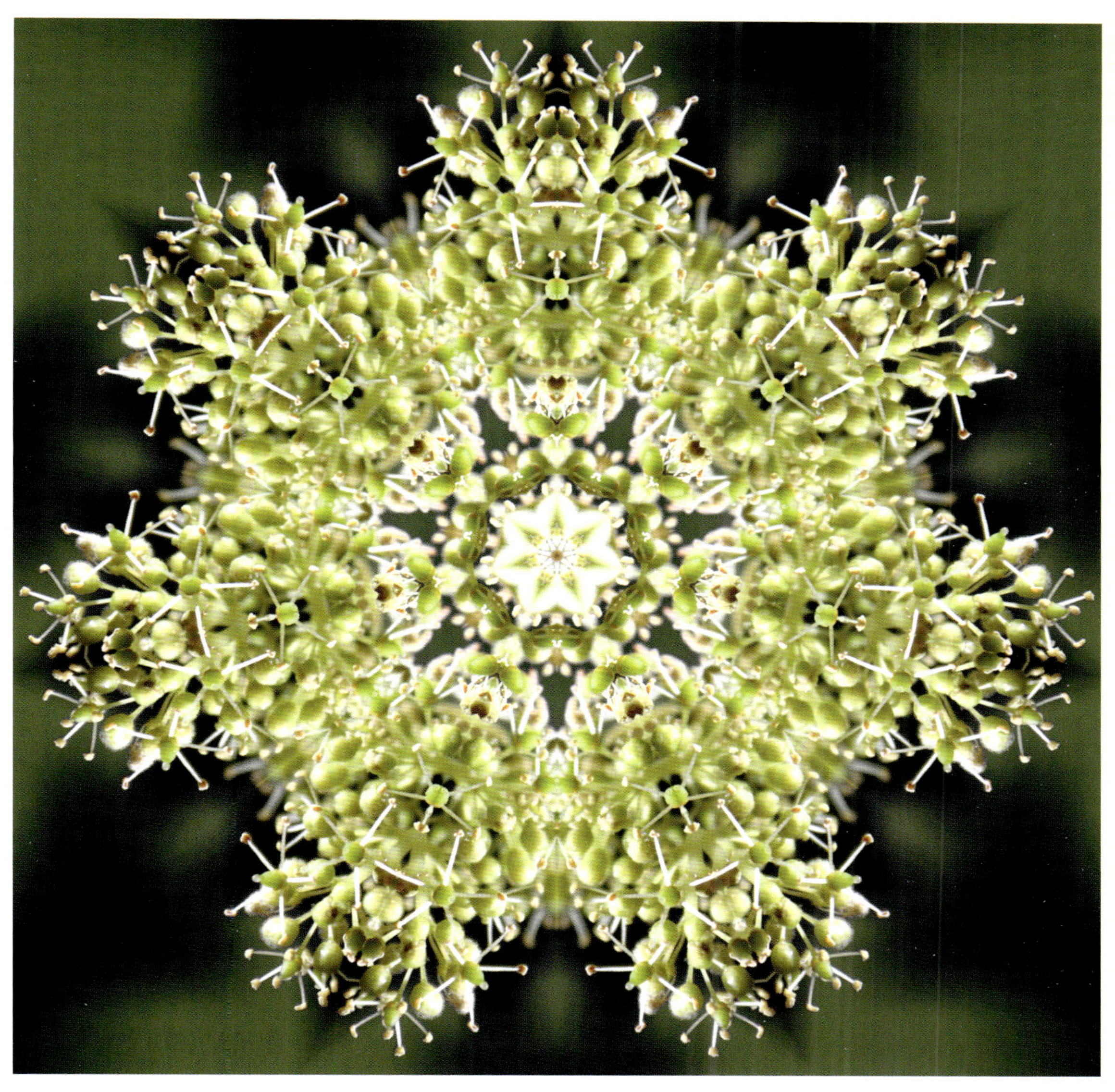

BachBlüten imagami 32

Vine - Weinrebe

Walnut

Du stehst vor Umbruch
und Neubeginn
und noch vertraust du
nicht ganz
der eigenen Richtung -

Ich möchte dich stützend begleiten
damit du nicht
zweifelnd
an der Schwelle stehen bleibst
die deinen Aufbruch
vollendet.

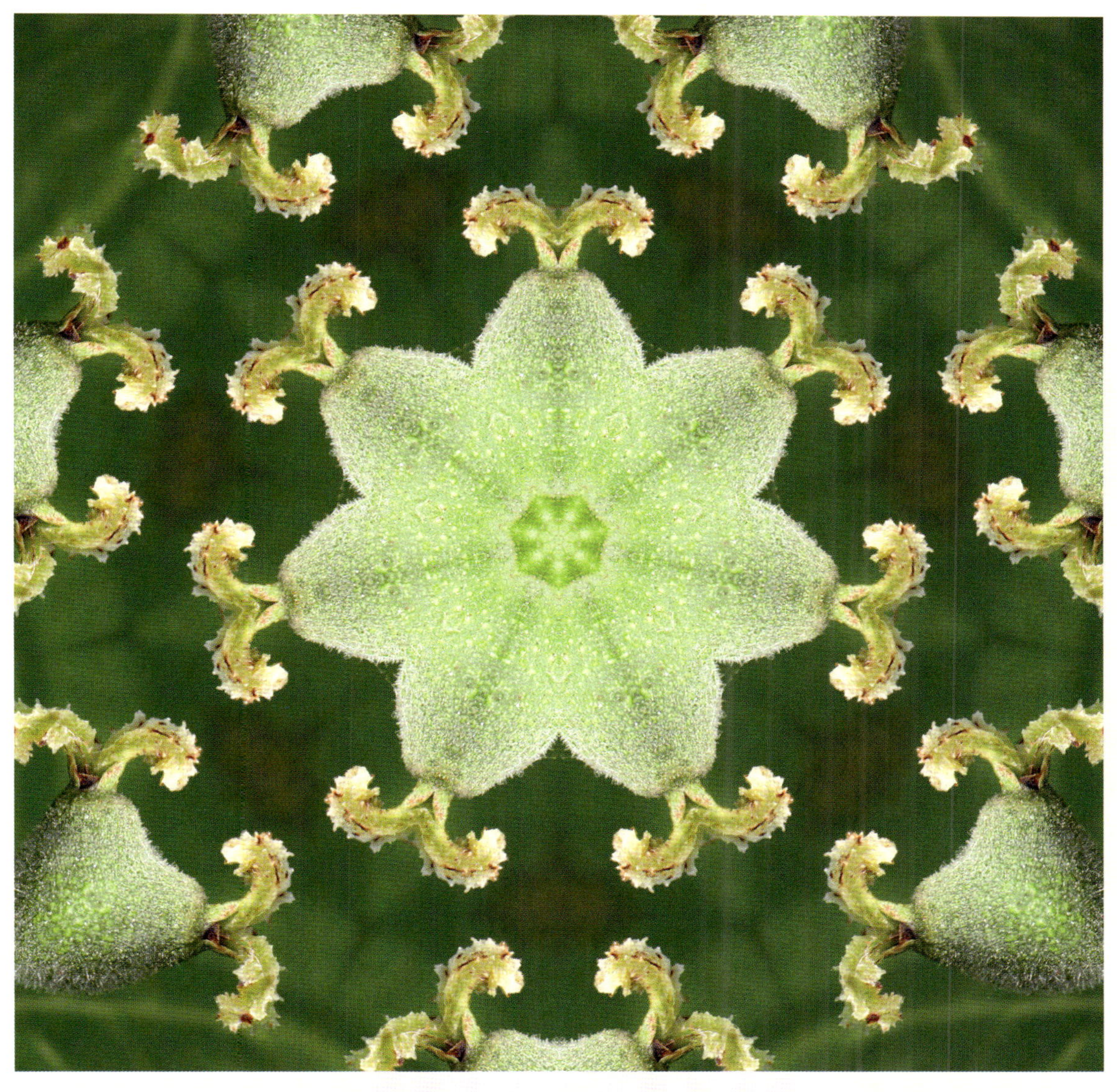

BachBlüten imagami 33

Walnut - Walnuss

Water Violet

Bisweilen gleichst du einer Insel
die jedem Schwimmer
den Zutritt verwehrt
damit du selbst und er
einander nicht zu nahe kommen -

Ich erinnere dich
an die Einzigartigkeit
aller Wesen
die doch nur gemeinsam
das Große Eine verkörpern.

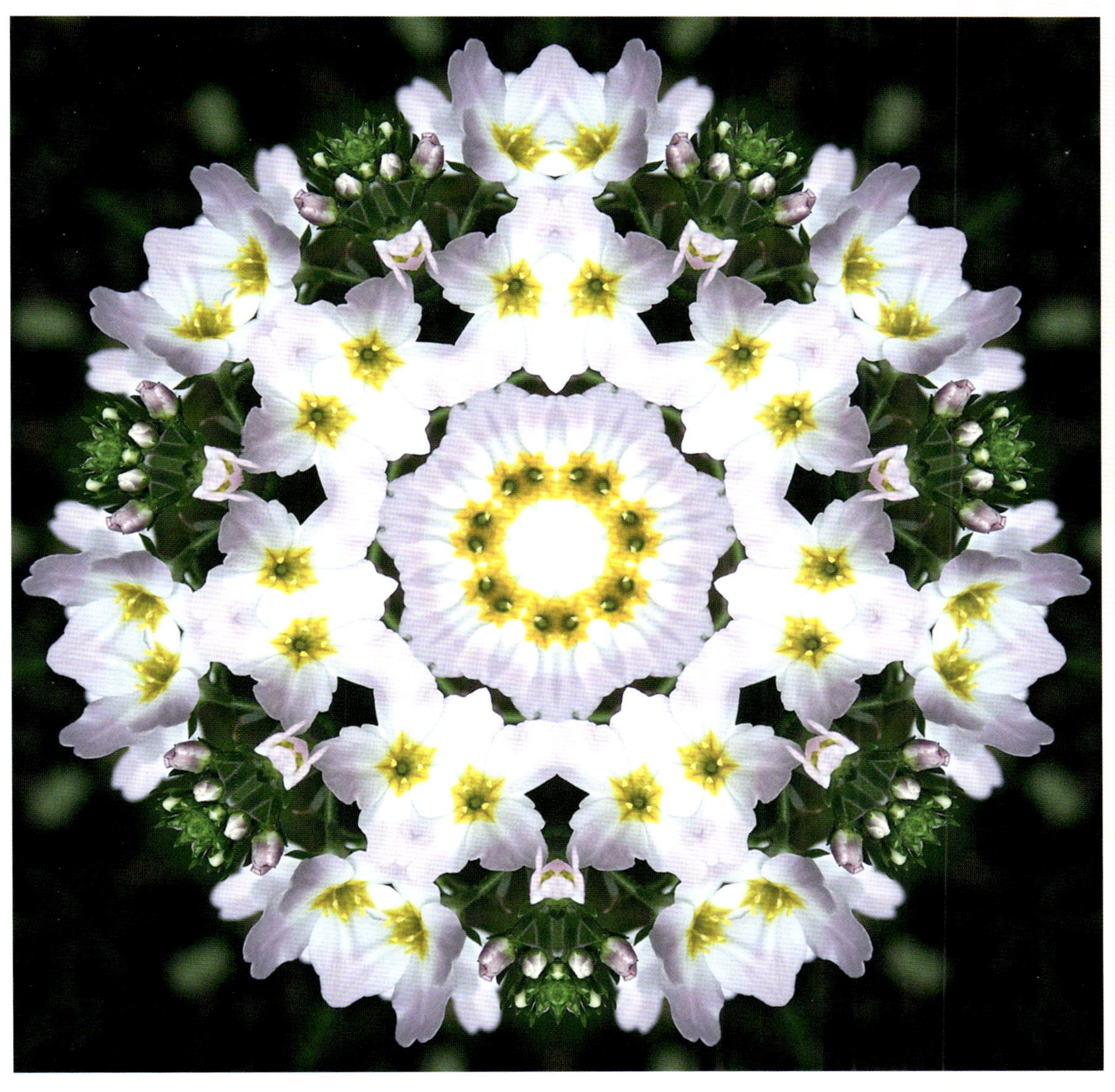

BachBlüten imagami 34

Water Violet - Sumpfwasserfeder

White Chestnut

Dein Kopf ist überfüllt
von wiederkehrenden Gedanken
die unsortiert und ungefragt
kommen und Unruhe stiften -

Ich schaffe dir
Stille in Kopf und Herzen,
den Frieden aller Sinne;
so siehst du wieder klar
und hörst deine innere Stimme.

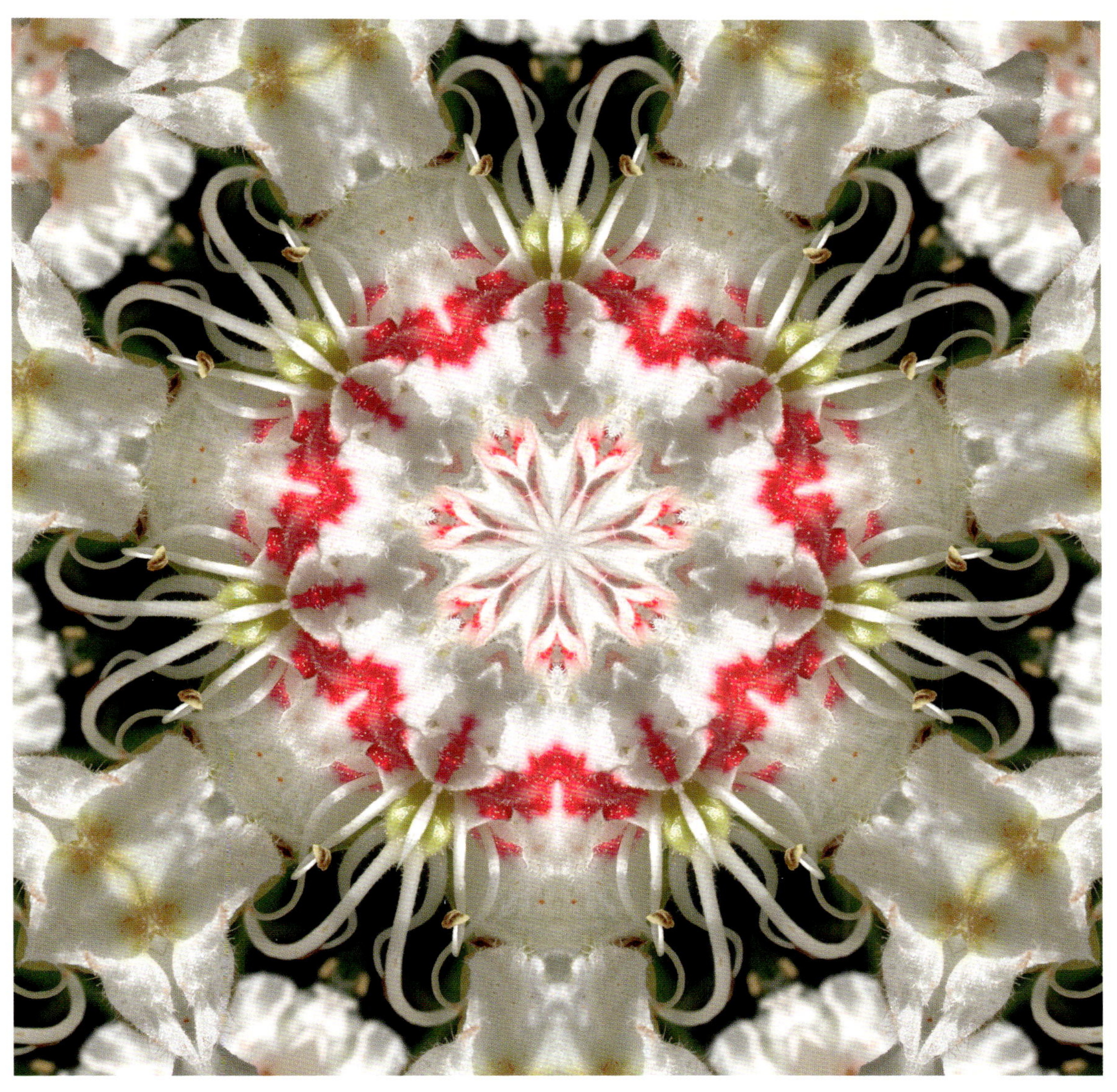

BachBlüten imagami 35

White Chestnut - Rosskastanie

Wild Oat

Vielerlei zieht dich an
und vielerlei probierst du aus
auf deiner Suche
nach der großen Erfüllung
und du weißt nicht recht
wohin mit deiner Kraft und deinem Können -

Richte deinen Blick nach innen;
ich will ihn dir schärfen
für die vagen Zeichen
die dir zu klaren Symbolen werden
und Raum und Richtung weisen
damit du
am dir bestimmten Ort
auf dir bestimmte Weise
uneingeschränkt
dein Potenzial entfalten kannst.

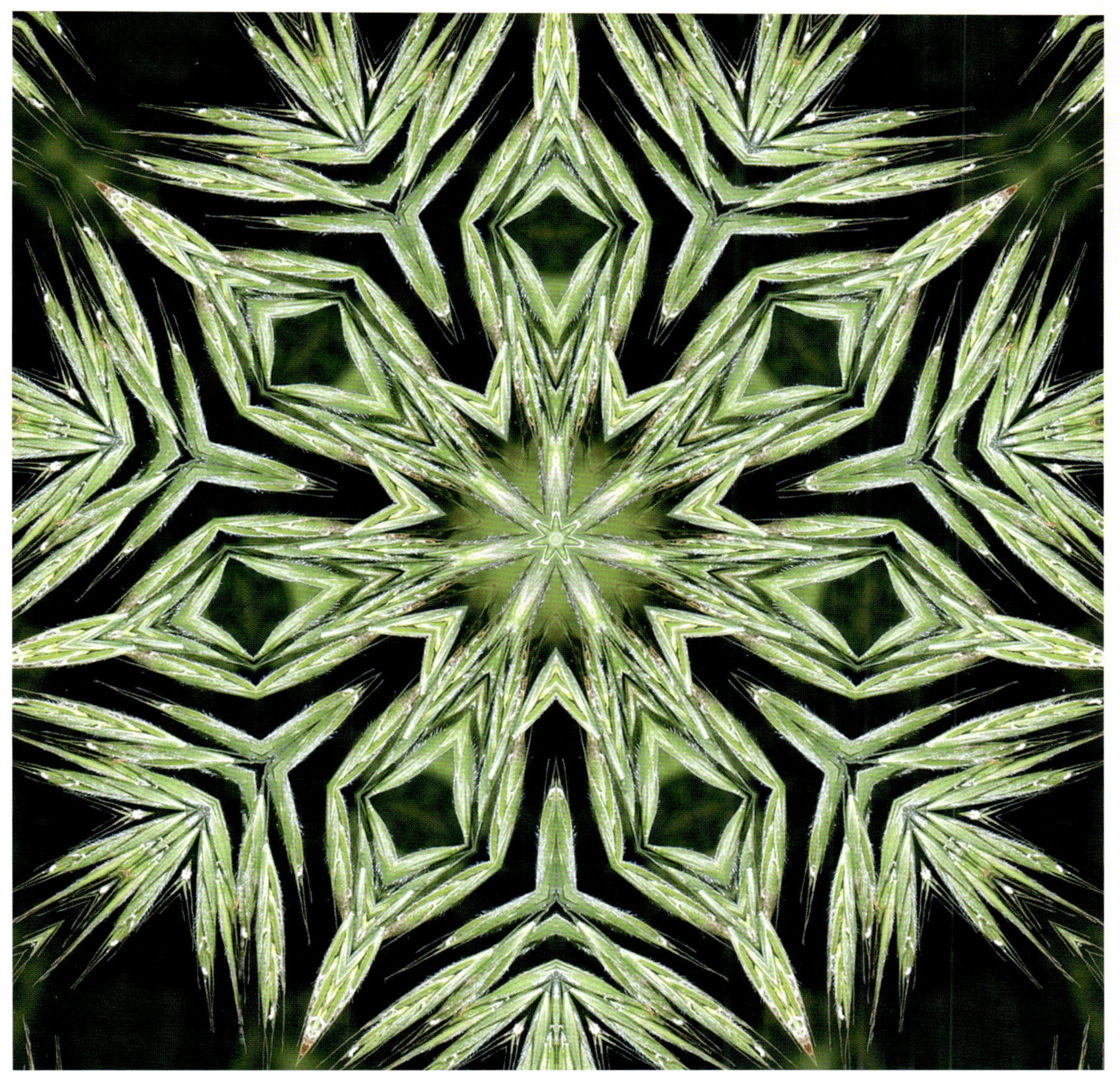

BachBlüten imagami 36

Wild Oat - Waldtrespe

Wild Rose

Blutleer
kümmert deine Seele
in einem müden Körper
der ohne Freude funktioniert
und du nimmst alles hin
ohne dich zu fragen
ob es nicht
auch anders ginge -

Ich vermag
deine Daseinsfreude
neu zu beleben
sodass du gestärkt
deine Aufgabe erkennst
und wachen Sinnes erfüllst.

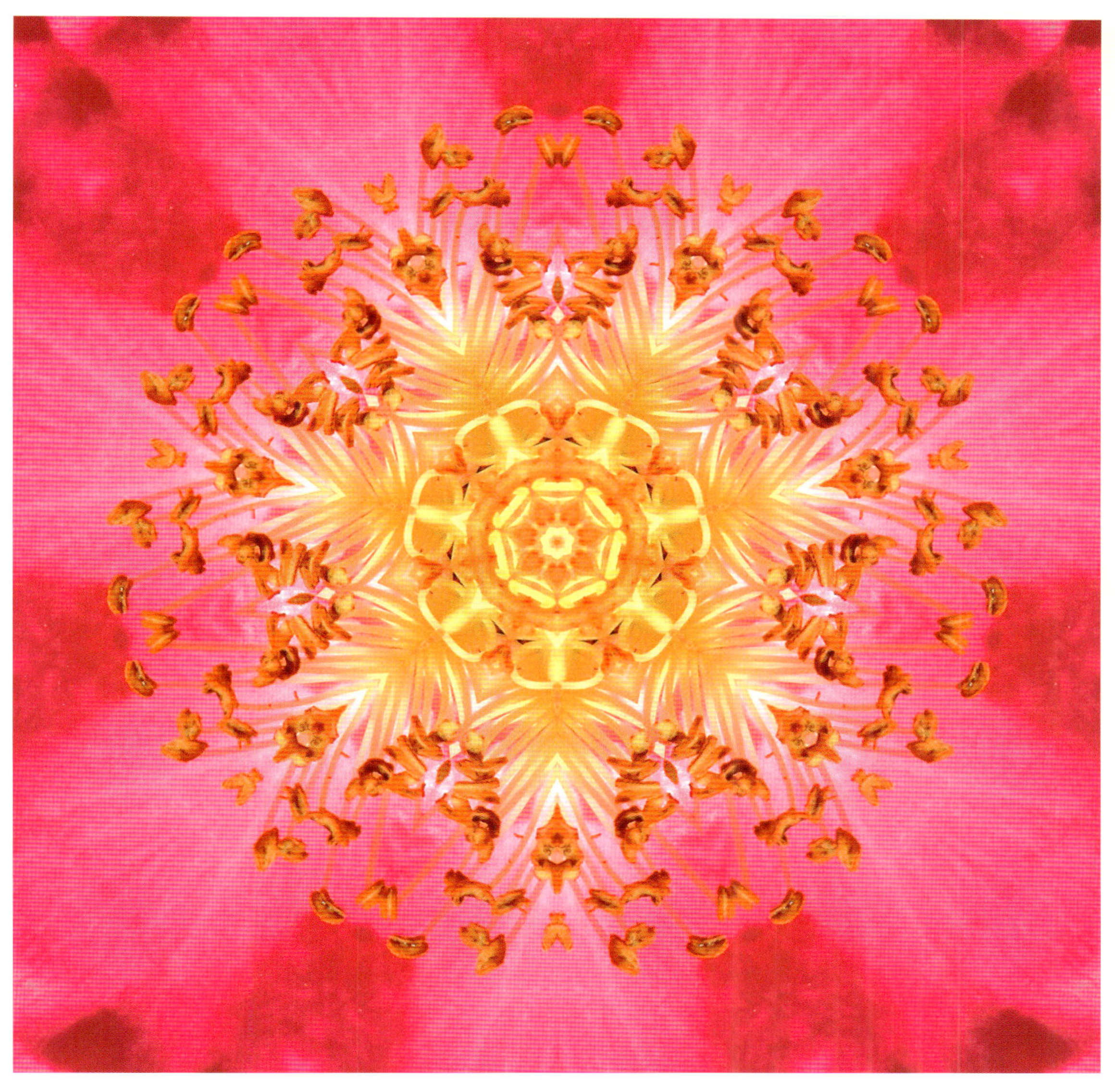

BachBlüten imagami 37

Wild Rose - Heckenrose

Willow

Übel
spielt dir das Leben mit
und machtlos stehst du
inmitten all deiner Kümmernisse...
so glaubst du -

Aber
lichte Gedanken
und freudige Selbstverantwortung
schaffen dir
von innen heraus
ein neues Außen:
Ich bin dir behilflich
bei diesem Erkennungsprozess.

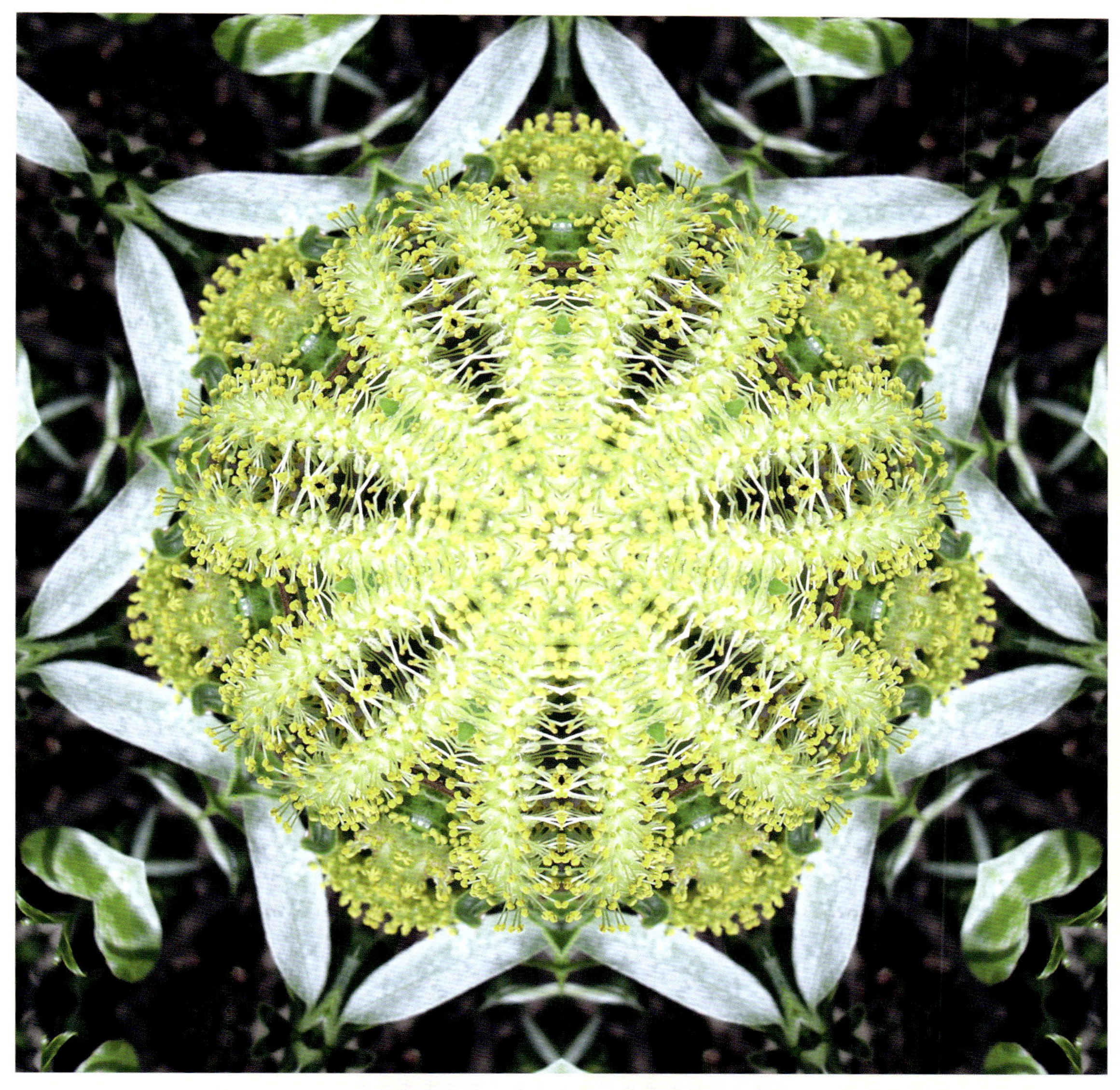

BachBlüten imagami 38

Willow - Weide

RESCUE

Cherry Plum – Clematis – Impatiens
 - Rock Rose – Star of Bethlehem

Wir wollen treu
dein ständiger Begleiter sein
der dich zu jeder Zeit
aus seelischem Leid und körperlicher Not
mit sanfter Kraft errettet.

Wir geben dir auch
Gelassenheit und Widerstandskraft
damit du
im Vorfeld erregender Ereignisse
gefasst und ruhig
den eigenen Weg beschreiten wirst.

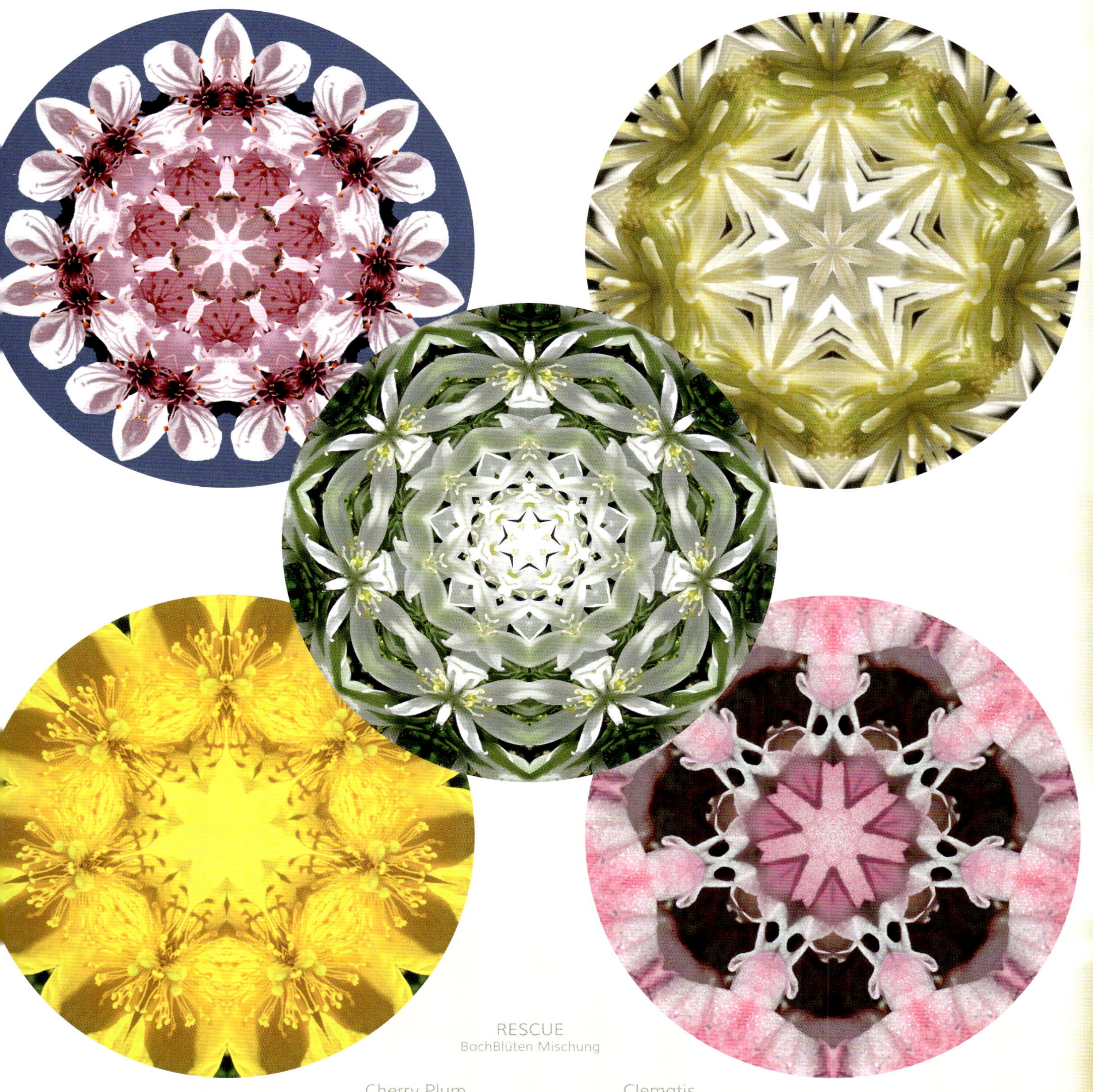

RESCUE
BachBlüten Mischung

Cherry Plum
Kirschpflaume

Clematis
Weiße Waldrebe

Star of Bethlehem
Doldiger Milchstern

Rock Rose
Sonnenröschen

Impatiens
Springkraut

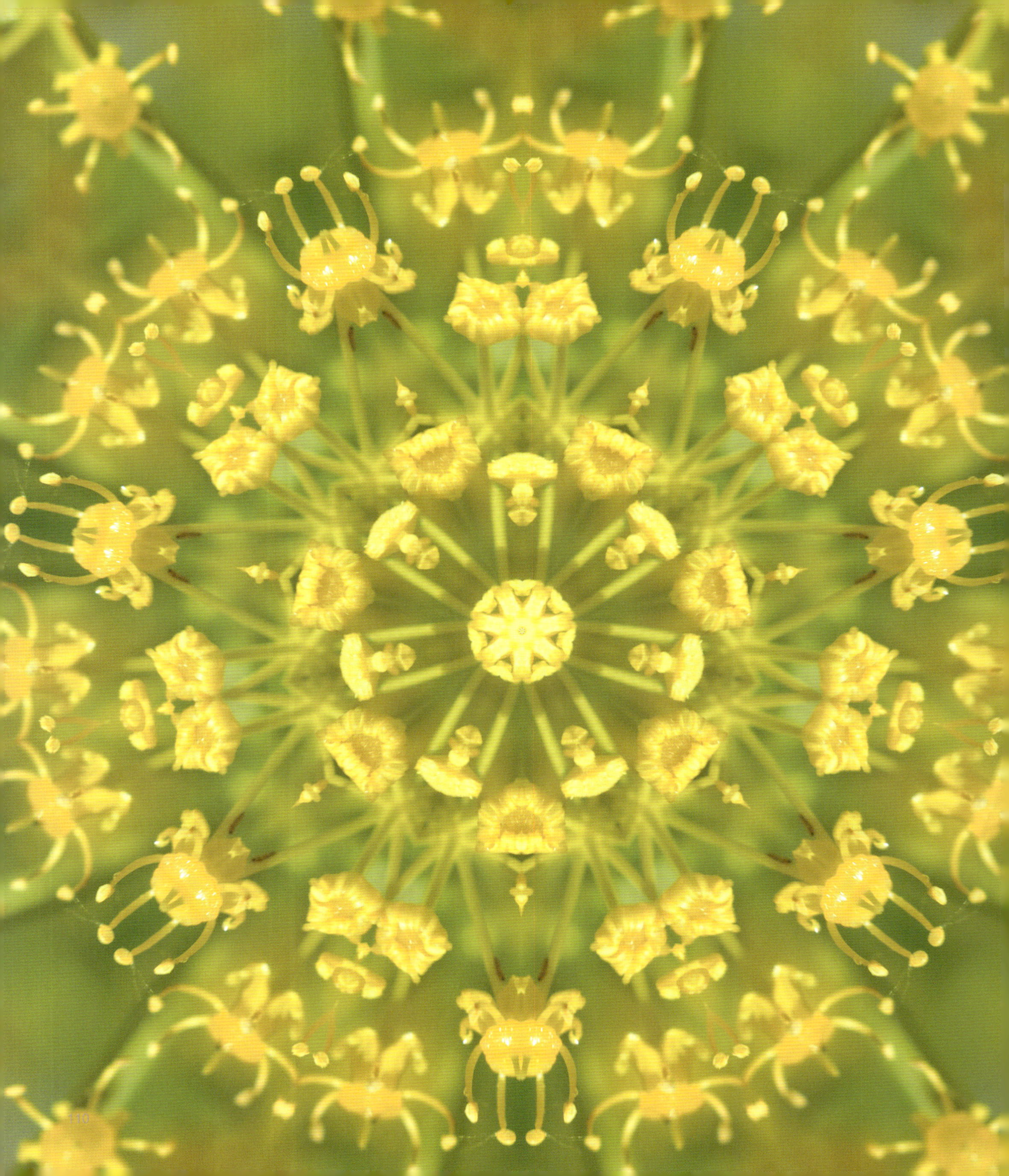

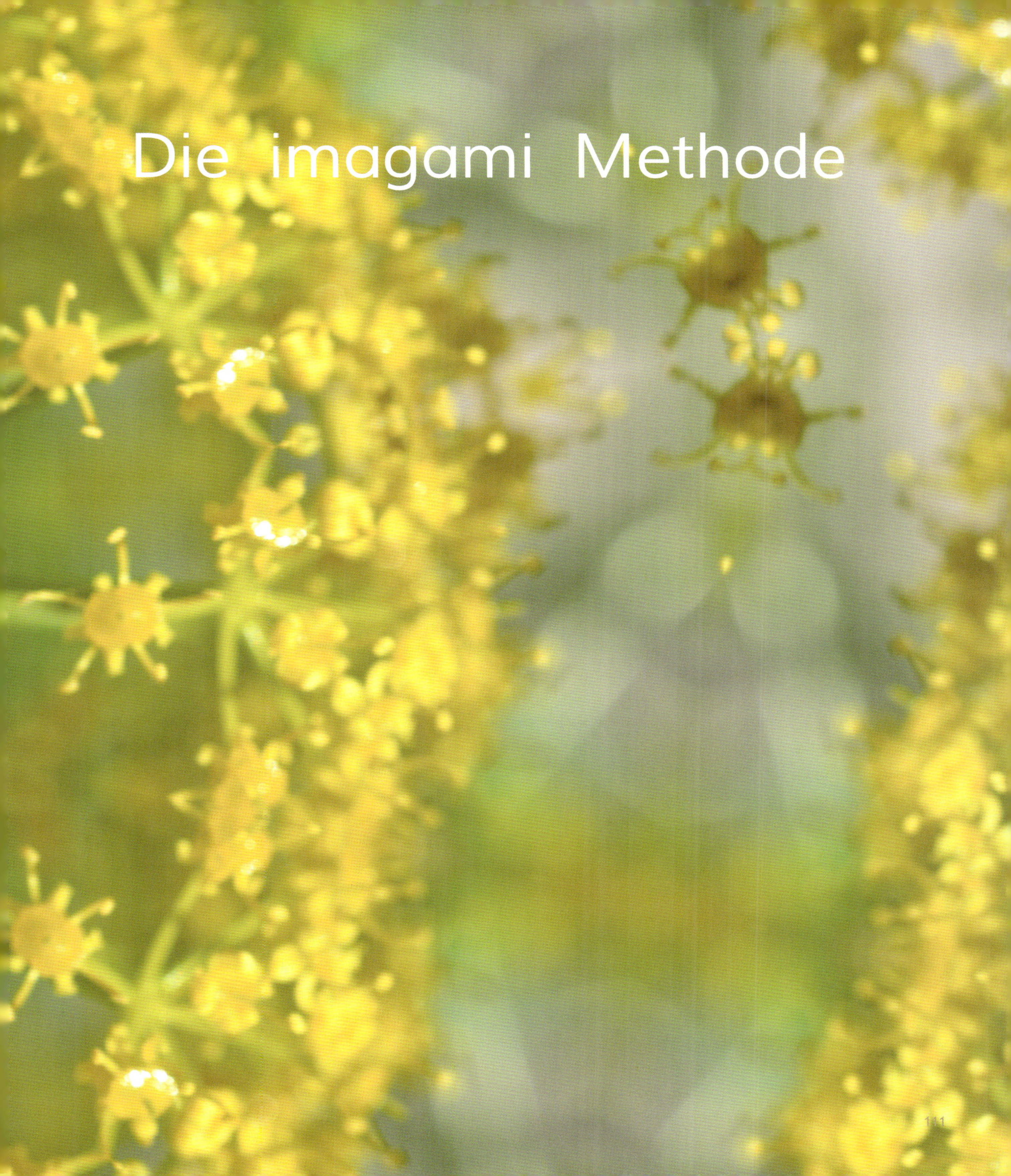

Die imagami Methode

Was sind imagami Bilder?

Die Welt der Pflanzen ist eine Welt der Reinheit, Hingabe und feiner seelischer Energien. imagami Bilder können diese überstofflichen natürlichen Stimmungen wie Mikrophone oder Mikroskope in die Wahrnehmbarkeit hinein verstärken. imagami Bilder zeigen Pflanzen oder andere Ausdrucksformen der Natur. Durch die Verbindung mit einer heiligen geometrischen Struktur werden Fotos in eine neue Ordnung gefügt, in der sie wie Kraftfelder wirken. Wie beim homöopathischen Potenzieren kann der besondere Charakter einer natürlichen Erscheinung durch die imagami Methode erfasst und gesteigert werden. Feinstoffliche Energien können so differenziert erfahren und auf vielfältige Weisen praktisch genutzt werden.

Viele Umstände wirken auf und durch ein imagami Bild. Daher ist die Auswahl eines optimalen Ausgangsfotos für das imagamisieren einer Pflanze so wichtig. Sowohl der Wuchsort, die Tageszeit als auch die astrologische Konstellation prägen sich in den Charakter eines imagami. Auch der aktuelle Zustand einer Blüte und natürlich das Sonnenlicht als Vermittler subtiler Kräfte entscheiden darüber, ob und wie sich eine Blüte im Bild öffnet.

Hat man ein ansprechendes Foto, das die feinen Wesenszüge einer Blüte zeigt, kann man eine imagami Spiegelung vornehmen. Der Charakter bzw. die Frequenz eines gewählten Winkels bestimmen darüber, welche geistigen Bereiche sich durch das fertige imagami Bild offenbaren werden. Für die BachBlüten wurde eine 7-strahlige Symmetrie gewählt, weil diese die Blütenkräfte aktiviert und einen intensiven Kontakt mit den feinen Ebenen der Blüten erleichtert. Um identische Bildteile für das neue Kraftfeld zu erhalten, werden die imagami Bildsegmente digital gespiegelt und in eine neue Ordnung gefügt.

Die Steigerung der Heckenrose

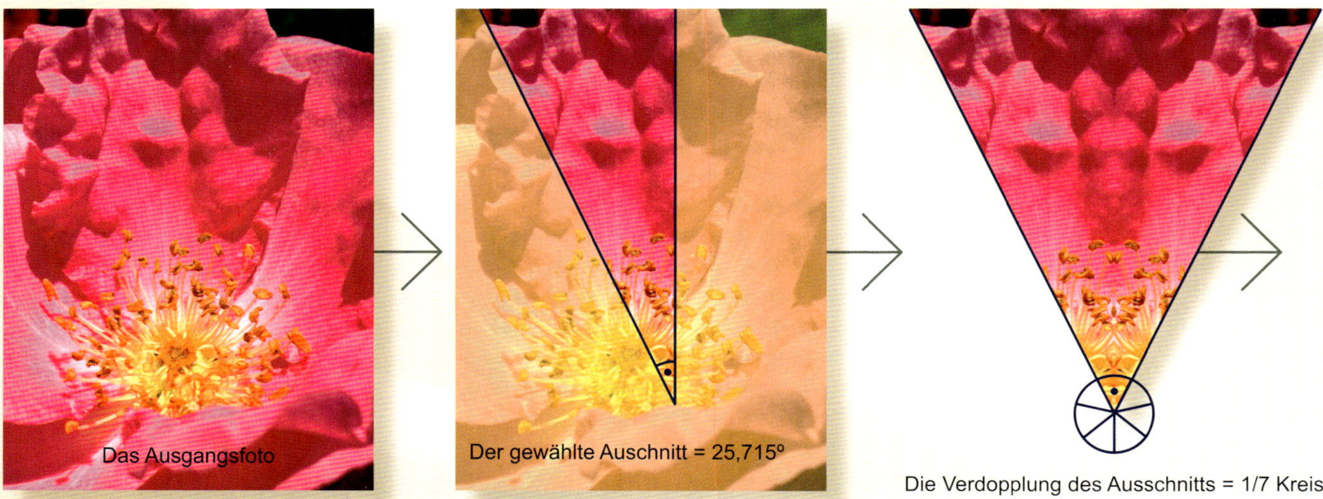

Die Verdopplung des Ausschnitts = 1/7 Kreis

Ist ein ansprechendes imagami Bild gelungen, werden seine Eigenschaften und Wirksamkeiten vor einer Veröffentlichung nach dem Resonanzprinzip erforscht. Dabei werden erfahrene Menschen selbst zum Messinstrument und öffnen sich für die Schwingung des Bildes. Wirkungen und Veränderungen, die der Kontakt mit dem imagami Bild auslöst, werden bewusst erfahren und können präzise benannt werden.

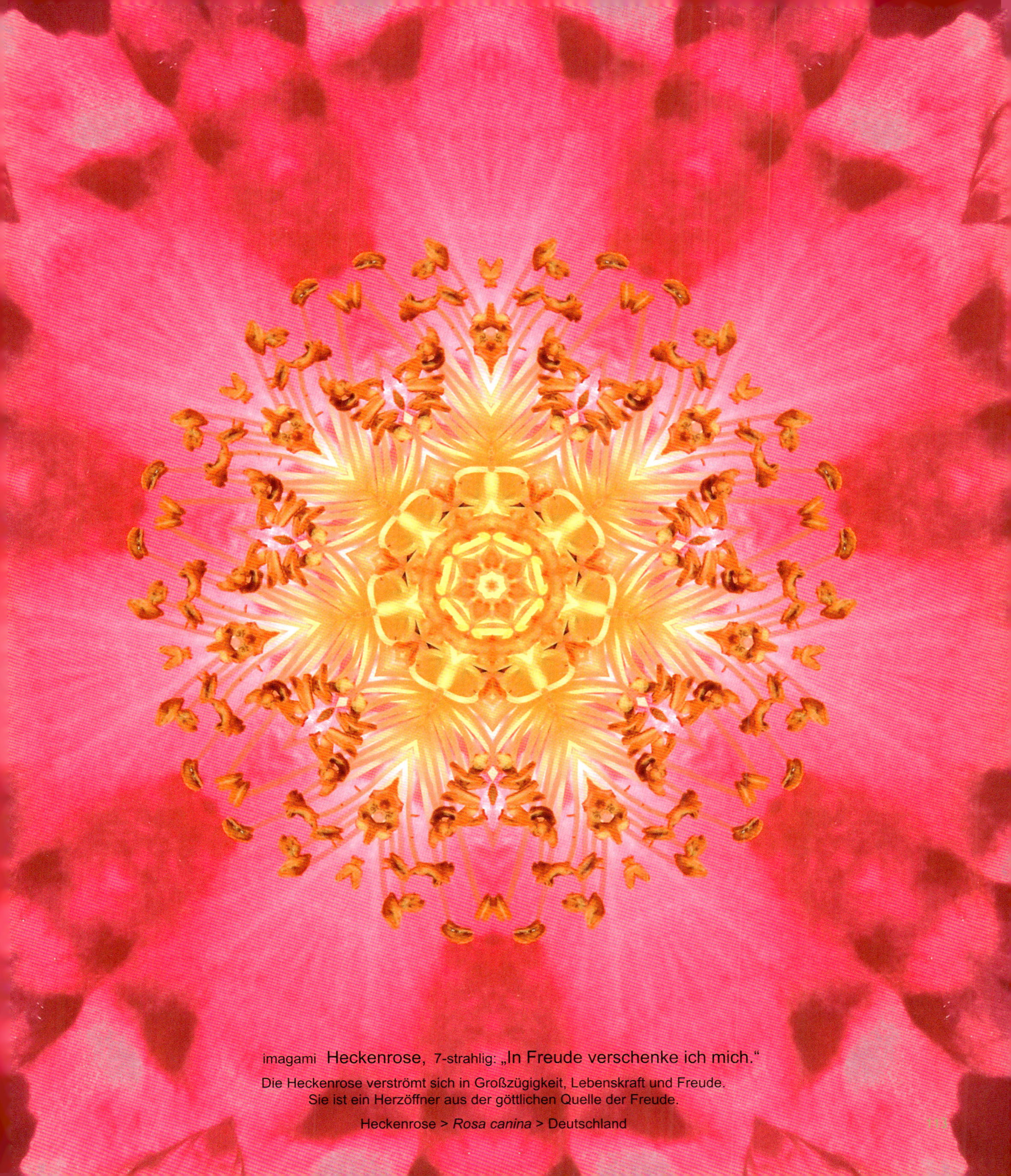

imagami **Heckenrose,** 7-strahlig: „In Freude verschenke ich mich."

Die Heckenrose verströmt sich in Großzügigkeit, Lebenskraft und Freude.
Sie ist ein Herzöffner aus der göttlichen Quelle der Freude.

Heckenrose > *Rosa canina* > Deutschland

imagami Energien anwenden

imagami Bilder sind Portale und Verstärker für feinstoffliche Energien, die auf natürliche Weise in Erscheinung treten. Deshalb bieten sich viele kreative Wege der Nutzung an, durch die man die wohltuenden Kräfte für sich und andere gezielt einsetzen kann. Meist werden imagami Bilder natürlich über die Augen aufgenommen. Wird dabei die Schönheit eines imagami empfunden, wirken bereits aufbauende Kräfte. Mit einem thematisch gut gewählten imagami Bild kann man das Leben in Wohn- und Arbeitsräume gezielt födern. So können persönliche Entwicklungen unterstützt und das soziale Miteinander frievoll belebt werden. Weil imagami Kraftfelder ihre natürlichen Energien ständig konzentrisch in den Umraum geben, steigt das energetische Niveau der Räume und klärt die darin lebenden Menschen.

imagami Energien kann man auch meditativ erfahren. Dabei öffnet man sich einem Bild und den lebendigen Quellen, die es energetisch speisen. So kann ein seelisch emotionaler Ausgleich erfahren werden und Informationen aus überstofflichen Wissensebenen geborgen werden.

Mit imagami Energien kann auch direkt an den Energiekörpern gearbeitet werden, z. B. um Blockaden zu lösen, Meridiane zu öffnen oder Chakren auszugleichen. Dafür gibt es verschiedene KartenSets und ein Dia-Set, das die energetische Übertragung mit Licht ermöglicht. imagami Informationen können über die Fuß Chakren aufgenommen oder zur inneren Anwendung einfach auf Wasser oder Globuli übertragen werden. Diese Methoden der Anwendung und der selbstständigen Arbeit mit Klienten vermittelt das imagami-HeilKreis-Seminar. Weitere Infos zur Anwendung von imagami-Energien finden Sie unter www.imagami.de

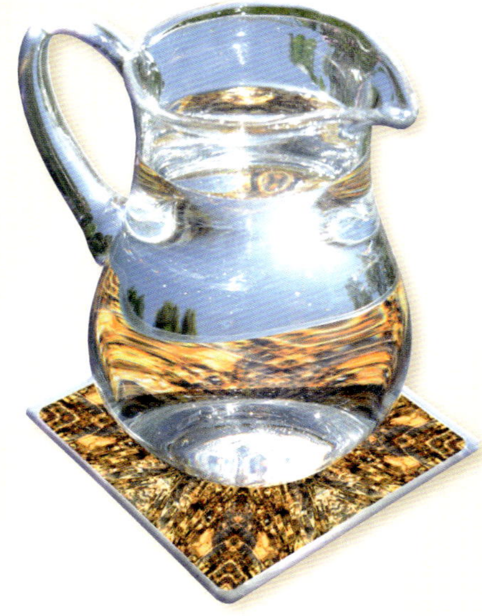

Informationsübertragung auf Trinkwasser mit einem imagami-WasserWandler

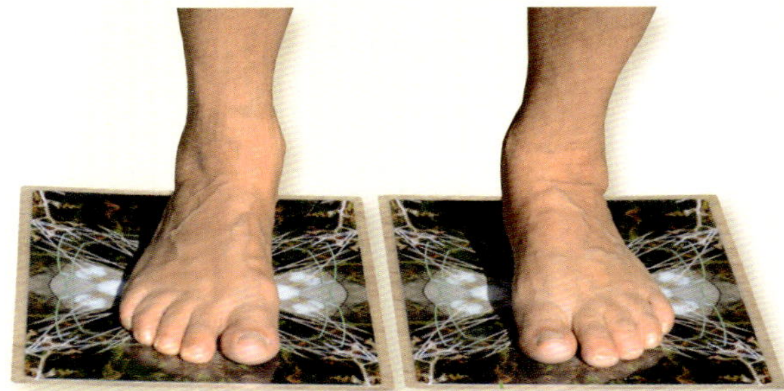

imagami-Energien zum Elemente-Ausgleich über die Fußchakren

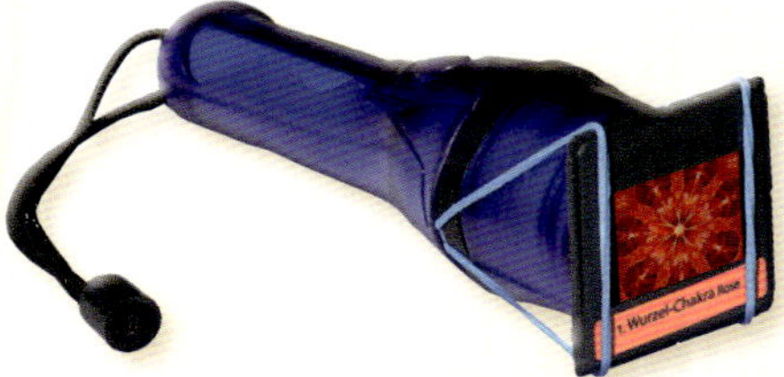

Lampe für die Übertragung von imagami-Information durch Licht

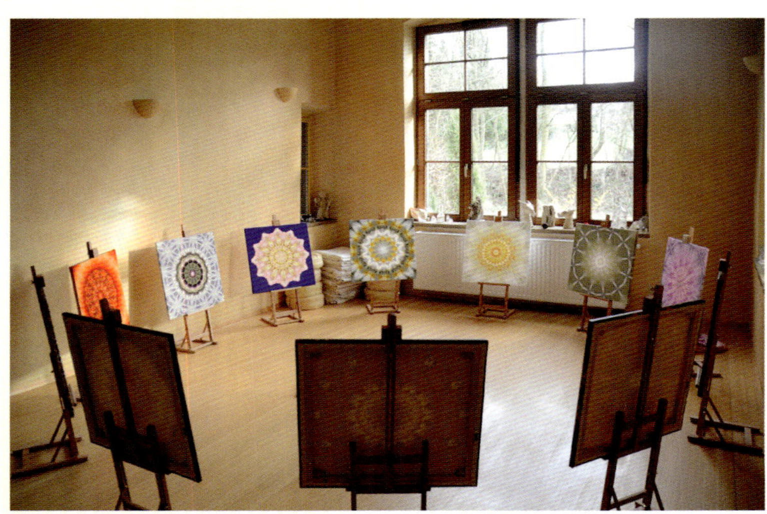

Absolute Harmonie erzeugt dieses imagami-Kraftfeld der Tierkreis-Energien

Wie stelle ich Essenzen von imagami-BachBlüten her?

Möchten Sie sich intensiver mit BachBlüten und ihren Wirkungen verbinden? Dann stellen Sie Ihr Blüten-Wasser und Ihre Blüten-Essenzen doch einfach selber her.

Von den imagami Kraftfeldern dieses Buches kann man seine Essenzen zum Einnehmen selbst gewinnen. imagami Bilder sind mit den geistigen Bereichen der abgebildeten Blüten verbunden und verströmen permanent deren feinstoffliche natürliche Energien. Stellt man ein Glas mit Wasser mittig auf ein BachBlüten-imagami, wird die Information der Blüten auf das Wasser übertragen und gespeichert. Das Gedächtnis des Wassers wurde vielen Menschen durch die Arbeit Emotos mit der Kristallisation von informiertem Wasser anschaulich. Die Fähigkeit des wässrigen Elements, ihm anvertraute Inhalte aufzunehmen, ist auch eine Grundlage für die Herstellung homöopathischer Heilmittel. Es ist ein Mysterium, dass Wasser geistige Merkmale selbst in großen Verdünnungen plastisch bewahren und in jedem Tropfen vollständig mitteilen kann Darin liegt ein Schlüssel für die energetische Wirksamkeit von Blüten Essenzen.

Dr. Bach wollte mit seinen Blüten einfache Heilmittel entwickeln, die jeder günstig selbst herstellen kann. Die hier beschriebene Fertigung von imagami-Blüten-Wässern und imagami-Blüten-Essenzen erfolgt nicht nach den von Dr. Bach entwickelten Verfahren. Deshalb sind sie auch nicht mit den üblicherweise erhältlichen BachBlüten-Essenzen zu verwechseln. Die Essenzen der imagami-BachBlüten basieren zwar auf dem von Dr. Bach entwickelten Blüten-System, werden aber nach der von Sirtaro Bruno Hahn entwickelten imagami-Methode gewonnen. Ein Vorteil liegt sicherlich in der permanenten Verfügbarkeit und in den flexiblen Anwendungsmöglichkeiten frischer imagami-Energien.

Im Folgenden erfahren Sie, wie man IMAGAMI-BACHBLÜTEN-WASSER und ESSENZEN aus IMAGAMI-BACHBLÜTEN einfach selbst herstellen kann.

Star of Betlehem
Noch manches in dir
ist unerlöst
und hält deine Seele
in Starre .
Ich schenke dir Trost
wenn du dich untröstlich glaubst
und ich führe dich
zu innerer Freiheit
wo du dich eingeengt
und blockiert fühlst:
So helfe ich dir
jene Leichtigkeit
und jenen Frieden wiederzuerkennen
die du nicht mehr wahrnehmen kannst
aber niemals verloren hast.
Star of Betlehem · Doldiger Milchstern

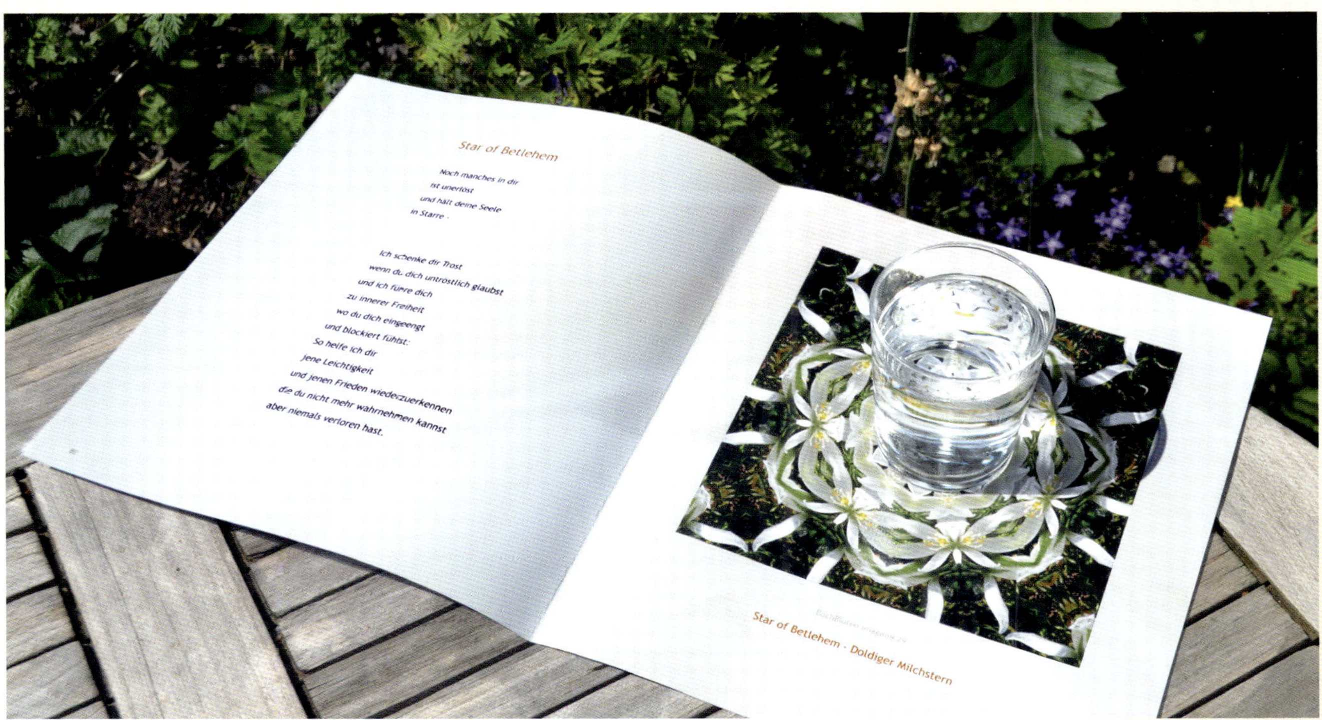

Das Wasser im Glas erhält die Informationen des „Star of Bethlehem" von einem imagami-KraftFeld im Sonnenlicht.

Essenzen herstellen

Vorbereitung

Das Herstellen von imagami-Blüten-Essenzen ist sehr einfach. Dennoch ist die Übertragung von Information und Energie ein subtiler Akt und verdient eine sorgfältige und achtsame Ausführung. Viele Faktoren wirken auf die entstehenden Essenzen. So spiegeln sich auch der energetische Umraum und die psychische Verfassung der ausführenden Menschen in den Essenzen. Wählen Sie daher für die Herstellung einen ruhigen und hellen Ort, der möglichst frei von Erschütterungen, elektromagnetischen Feldern und anderen Störquellen ist. Das Buch, das Sie jetzt in Händen halten, wurde energetisch entstört, damit die Energie der industriellen Fertigung keinen Einfluss auf die Essenzen nehmen kann.

Wählen Sie einen Zeitraum, in dem Sie möglichst ausgeglichen sein werden und Ihre Aufmerksamkeit auf den Vorgang lenken können. Wenn Sie früh am Tag beginnen, schenken die Morgenstunden den Essenzen die aufsteigenden Kräfte des Tages. Seien Sie besonders gewissenhaft, wenn Sie Essenzen für andere Wesen herstellen möchten und seien Sie Sich bewusst, dass Ihre Gedanken in die Essenzen miteinfließen. Verstärken Sie die Wirkung Ihrer Handlungen durch eine bewusste und liebevolle Ausführung.

Das Wasser

Verwenden Sie möglichst reines und lebendiges Wasser in Trinkwasserqualität, dass nicht in Plastikflaschen zu Ihnen kam. Wenn Sie bereits im Wasser enthaltene Informationen vor dem Energetisieren löschen möchten, kochen Sie das Wasser ca. 10 Minuten lang oder schlagen Sie es in einem geschlossenen und sauberen Twist-Off-Glas mehrmals achtsam auf die Handwurzel. Dadurch können Informationscluster gelöst und das Wasser vitalisiert werden.

imagami-BlütenWasser

Die Herstellung von BlütenWasser für die direkte Anwendung ist ein einfacher Vorgang. Legen Sie die beiliegende Folie zum Schutz des Buches über die gewählte Blüte und stellen Sie ein farbloses Glas mit gutem Wasser und guten Gedanken auf das Zentrum des

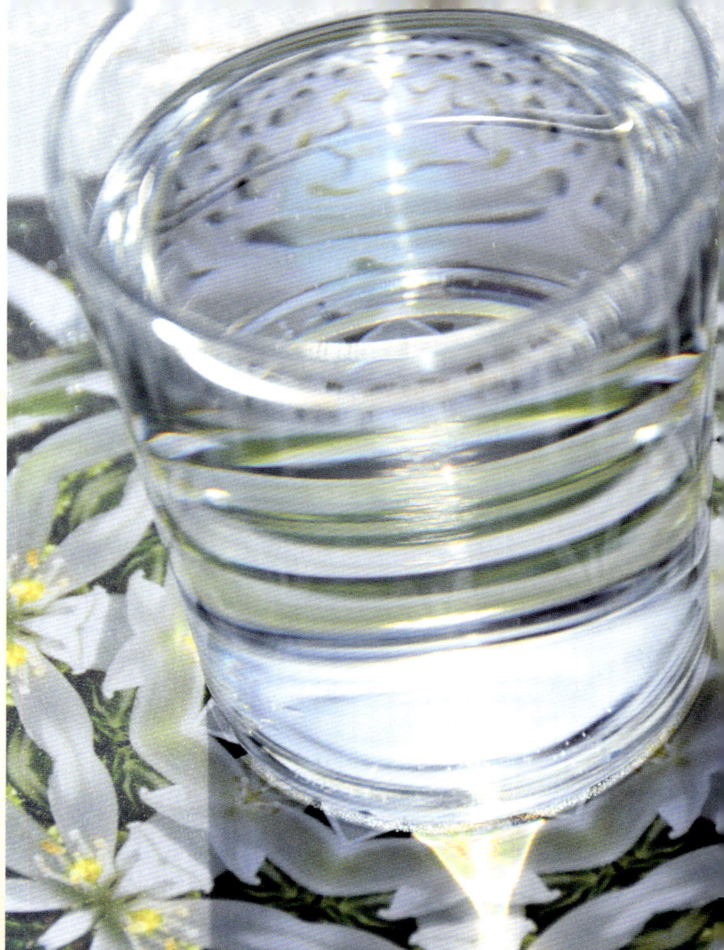

imagami-Bildes. Geben Sie der Informationsübertragung eine gute halbe Stunde. Wenn weitere Blüten in einer Essenz wirken sollen, stellt man das Glas auf die nächste Blüte und wiederholt den Vorgang. Danach kann das imagami-BlütenWasser direkt anwendet werden. Trinken Sie das informierte Wasser in mehreren Schlucken über den Tag verteilt. Es schadet nicht, wenn das Glas dabei auf dem imagami-Kraftfeld stehen bleibt. Für eine äußerliche Anwendung gibt man etwas BlütenWasser auf ein Tuch und legt dieses als Umschlag auf die Stirn, in den Nacken oder auf eine persönliche Schwachstelle.

imagami-BlütenEssenz

Um eine Essenz zu gewinnen, die über einen längeren Zeitraum eingenommen werden soll, empfiehlt sich eine konzentrierte und umsichtige Herangehensweise. Je länger die Einwirkzeit, desto intensiver wird eine Essenz werden. Ideal ist hier eine Verweildauer von ca. 3 Stunden pro Blüte gerne auch im Sonnenlicht. Soll die Energieübertragung über einen längeren Zeitraum z. B. über Nacht erfolgen, sollte das Glas mit einem Papier abgedeckt werden. Wenn weitere Blüten in der Essenz wirken sollen, stellt man das Glas für eine ähnliche Zeitspanne auf die nächste Blüte.

Die fertige Essenz füllt man zusammen mit einem Zehntel Volumen Alkchol (z.B. 40%iger Obstler) oder Balsamico-Essig in eine Flasche, um die Haltbarkeit der Essenz zu verlängern. In Pipetten-Fläschchen aus der Apotheke lassen sich die Essenzen gut dosieren. An einem ruhigen und kühlen Ort fühlen sich Essenzen wohl.

Geben Sie 7 Tropfen in ein Glas Wasser und trinken Sie es über den Tag verteilt. Spüren Sie achtsam in die Wirkung und nehmen Sie die Essenz so oft und so lange zu sich, wie sie Ihnen gut tut.

Tipp

Es gibt viele Wege zu Ihrer persönlichen Essenz. Sammeln Sie Erfahrungen mit den Methoden der Herstellung, der Anwendung und der Wirksamkeiten. Die subtilen Wirkungen einer Essenz können am besten über ein Vergleichswasser erfahren werden. Dazu nimmt man einfach ein zweites Glas mit identischem Wasser und lässt es uninformiert. Im direkten Vergleich können Unterschiede im Geschmack, im energetischen Verhalten und in der emotionalen Wirkung am besten klar werden. Man kann auch ähnliche Blumen in Essenz und Vergleichswasser stellen und die feinen Wirkungen am Verhalten der Pflanzen beobachten. Es gibt viel zu experimentieren und achtsam zu bestaunen. Viel Freude beim Finden!

Wichtiger Hinweis

Die hier beschriebenen Methoden wirken ausschließlich auf die Informations-Ebene des Wassers und bewirken keine physikalische Veränderung. Aus naturwissenschaftlicher Sicht sind sie deshalb wirkungslos. Wissenschaftlich ist die imagami-Methode weder erforscht, noch erwiesen. Durch den Gebrauch der beschriebenen Praktiken wird keine Heilung versprochen. Die Anwendung ersetzt nicht ärztlichen Rat oder Hilfe. Seien Sie verantwortlich mit sich und Ihrer Gesundheit!

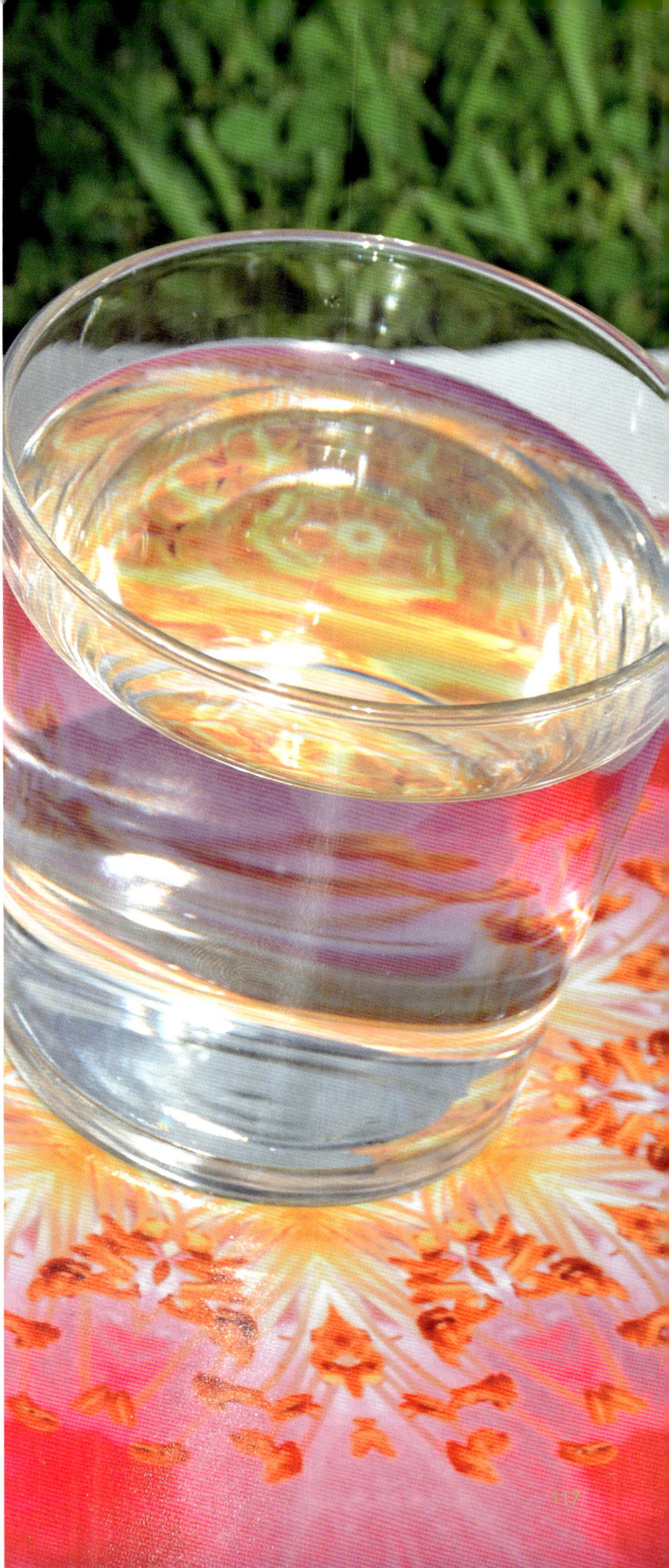

BachBlüten als Wegbegleiter

Persönliche Erfahrungen von Marie-Luise Schäffler

Als ich vor ein paar Jahren begann, mich mit BachBlüten lyrisch auseinanderzusetzen, war dies nicht meine erste Begegnung mit ihnen; vielmehr waren sie zu jenem Zeitpunkt bereits liebgewordene Wegbegleiter, die mir aus mancherlei Tiefs und Nöten herausgeholfen haben. Während meines Studiums hielten sie mir bei den Examina getreu die geistige Hand, und danach standen sie mir weiterhin bei jeglicher Prüfung zur Seite, die das Leben für jeden von uns bereithält. Ich hatte zudem mein persönliches Umfeld längst von der Hilfsbereitschaft, besser noch Hilfegarantie dieser hoch schwingenden pflanzlichen Lehrer überzeugt. Denn: Als liebevolle Lehrmeister kann man BachBlüten durchaus bezeichnen. Auf sanfte, aber nachdrückliche Weise lassen sie ein Lebewesen wieder zur Ruhe kommen und zu jener inneren Harmonie zurückfinden, die ihm ursprünglich zu eigen war. So in etwa lässt sich meine Erfahrung mit den Bach-Blüten auf das Wesentliche beschränkt definieren, und so spiegeln auch meine Gedichttexte die Vertrauenshaltung wider, die ich den Blüten gegenüber einnehme.

Die Idee, BachBlüten in lyrische Form zu bringen, kam ursprünglich gar nicht von mir selber; eine befreundete Tanzleiterin bat mich eines Tages, für einzelne Bach-Blütentänze Gedichte zu verfassen, da sie mit den ihr vorliegenden Texten nicht glücklich war. Sie wusste, dass ich im Dichten geübt bin und hatte schon öfter Kostproben meiner Arbeit in ihre Tanzgruppen eingebracht. Gerne kam ich ihrer Bitte nach, und sobald ich die gewünschten Blüten fertiggestellt hatte fing ich Feuer und machte weiter, bis mir alle 38 wortgewordenen Blütenporträts vorlagen. Ich überarbeitete sie mehrfach, und da ich auf dichtende Weise zugleich meine Dankbarkeit ausdrücken wollte, schrieb ich für Rescue Remedy, die wohl bekannteste Mischung aus dem Bach-Blütengarten, ebenfalls einen Text.

Ich verdanke den BachBlüten sehr viel; mein Zutrauen in ihre Heilkraft wurde noch nie enttäuscht. Ein noch tiefer gehendes Verständnis, einen ganz neuen Zugang zu ihnen aber erfuhr ich durch meinen alltäglichen Umgang mit Tieren. Als quasi Spätberufene oder Quereinsteigerin ließ ich mich zur geprüften Tierheilpraktikerin ausbilden und griff fortan noch gezielter zu den Blütenessenzen, wenn, nach Ausschlussdiagnose, seelische Ursachen auch für körperliche Beschwerden verantwortlich waren. Primär waren es meine eigenen, in die Jahre gekommenen Tiere, die dank ausgewählter Essenzen alle ohne Euthanasie in hohem Alter, lebensbejahend bis zuletzt, die Erde verlassen konnten. Mit dankbarem Erstaunen stellte ich fest, dass selbst starke Beeinträchtigungen wie Grauer Star und Folgen von Schlaganfällen durch die richtig gewählte(n) Bach-Blüte(n) die Lebensfreude nicht schmälerten und dazuhin physische Linderung erfuhren. Um meinen Tieren die bestmögliche Hilfe gewähren zu können, beschäftigte ich mich erneut und intensiv mit jeder einzelnen Bach-Blüte, probierte sie an mir aus und spürte ihrer Botschaft nach. Es gelang mir, kritische Momente und hoffnungslos scheinende Situationen zu meistern – und obwohl jede Blüte und jede Mischung Hilfe bringt, muss ich doch für mich bekennen, dass der Star of Bethlehem meine Lieblingsblüte ist. Sie hat meinen geliebten vierbeinigen Senioren Trost im manchmal trostlos anmutenden Alterungsprozess geschenkt und in einem Falle sogar noch einmal 27 Monate Leben und Lebensbejahung nach schwerster Erkrankung.

Die Erfahrung, dass Tierhalter oftmals dieselben Blüten(mischungen) benötigen wie ihre Vierbeiner haben schon andere vor mir gemacht; ich absolvierte zum noch besseren Umgang mit diesem Phänomen - und um menschlichen Blütenbedürftigen allgemein adäquat einen Rat erteilen zu können - eine zehnmonatige Ausbildung zur BachBlüten-Beraterin. Deshalb sind mir die meisten Fragen und Zweifel in Bezug auf Bach-Blüten vertraut.

Ich denke: Jeder Mensch hat seine ganz persönlichen Gründe für die Hinwendung zu den BachBlüten, für sein Interesse an ihrer Heilkraft. Ebenso ist wohl der Ansatz bei jedem ein anderer; es gibt viele Wege, sich den BachBlüten zu nähern.

Über die Autoren

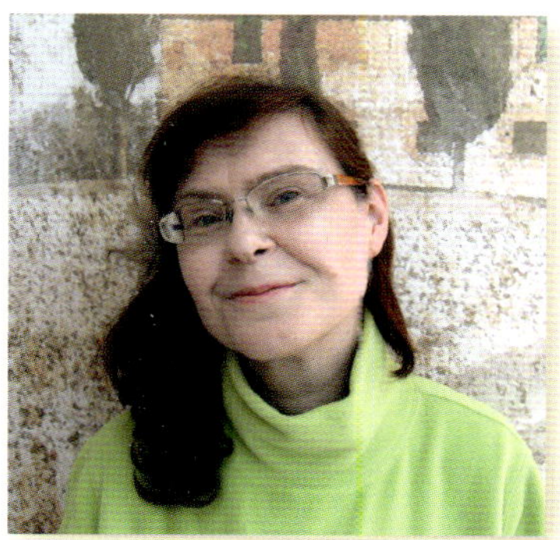

Marie-Luise Schäffler kam 1963 in Ulm zur Welt. Schon als Erstklässlerin schrieb sie erste Reime und kurze Texte; im Gymnasium fiel sie im Deutschunterricht auf, da sie die gestellten Aufgaben eigenwillig löste und z.B. bei Lyrikinterpretationen stets mit einem eigenen Gedicht antwortete. Sie studierte in Tübingen und Eichstätt deutsche, englische und französische Literaturwissenschaft. Ihr lebenslanger Wunsch, Tieren in Not zu helfen, veranlasste sie 2011, eine langjährige Tätigkeit als Lehrbeauftragte verschiedener Bildungseinrichtungen aufzugeben und sich ganz der Tierheilkunde zuzuwenden. Ihre besondere Liebe gilt den so genannten „Nutztieren"; seit über 20 Jahren tritt sie für deren Rechte ein. Neben ihren eigenen Tieren hat sie zwei tierische Patenkinder, ein Schaf und ein Pony. Schreiben ist ihr ein Grundbedürfnis, ob Lyrik, Fachbuch oder spiritueller Roman. Als geprüfte Tierheilpraktikerin und BachBlüten-Beraterin fertigt sie nebenbei aus der Wolle ihrer Schafe Schmuck und Kraftbilder mit Blumenmotiven und Ornamenten. Sie lebt mit ihrer zwei- und vierbeinigen Familie im Altmühltal.

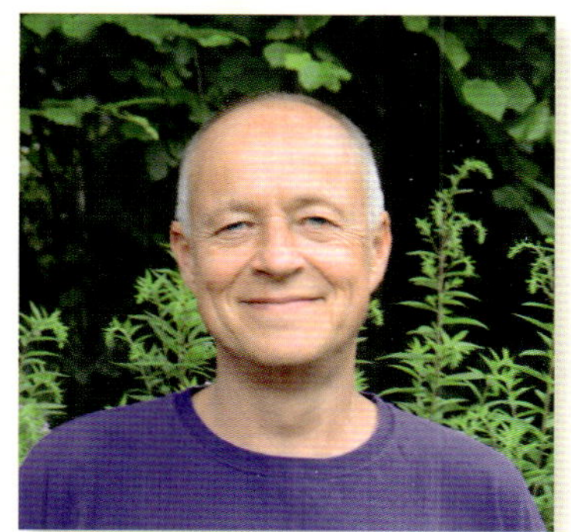

Sirtaro Bruno Hahn wurde 1958 in Köln geboren. Schon früh galt sein Interesse dem kreativen Ausdruck und der Suche nach dem Ewigen hinter den zeitlichen Erscheinungen. Er verzichtete auf eine konventionelle Ausbildung und wurde als Textilgestalter, Siebdrucker und freier Maler tätig. Spirituell orientierte er sich an der Anthroposophie, weil er dort Antworten auf seine grundlegenden Fragen erhielt. Später durchlief er eine schamanische Schulung, sammelte Erfahrungen als Rutengänger, Landschaftsheiler und entwickelte eigene Methoden. Mit der „Wandelwinde" veröffentlichte er ein beliebtes Legespiel aus der Welt der keltischen Flechtbandornamente. Zu Pfingsten 2003 träumte er imagami, die Seelenbilder der Natur. Seitdem erforscht er intensiv die energetische Anwendung und die spirituellen Möglichkeiten dieses neuartigen Mediums. Sirtaro ist verheiratet, hat 3 Kinder und lebt im oberbergischen Land. Als Grafiker und Autor berät und vertreibt er persönliche Kraftbilder und viele Artikel rund um imagami. Die wesentlichen Anwendungen vermittelt er im imagami-HeilKreis-Seminar.

Weitere Infos > www.sirtaro.com

Wichtiger Hinweis

Die in diesem Buch vorgestellten Praktiken wurden sorgfältig recherchiert und geprüft. Weil es sich dabei ausschließlich um energetische Wirkweisen handelt, gelten sie naturwissenschaftlich als wirkungslos. Eine Haftung durch den Verlag oder die Autoren für Schäden materieller oder ideeller Art, die durch den Ge- oder Missbrauch der beschriebenen Anwendungen entstanden sind, ist grundsätzlich ausgeschlossen, sofern kein nachweislich vorsätzliches oder grob fahrlässiges Verschulden vorliegt. Durch den Gebrauch der vorgestellten Praktiken wird ausdrücklich keine Heilung versprochen. Die Anwendungen ersetzen nicht ärztlichen Rat oder Hilfe.

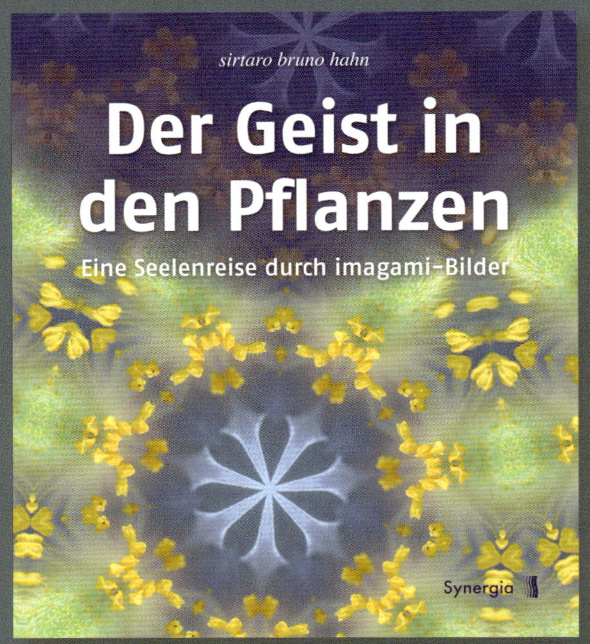

DER GEIST IN DEN PFLANZEN

Eine Seelenreise durch imagami-Bilder

Pflanzen schenken der Welt ein seelisches Kleid. Sie leben in kooperativen Gemeinschaften und dienen den oberen Erdschichten als ausgleichendes Organ. Pflanzen bringen sich selbst und die Gesetzmäßigkeiten des kosmischen Umraums durch vielfältige Farb- und Formgestalten in Erscheinung. In unbändiger Vitalität geben sie heilsame Impulse auch an Mensch und Tier, sei es auf biochemischer oder einer überstofflichen Ebene. imagami-Bilder zeigen Pflanzen in einer energetisch verfeinernden Weise. Dadurch werden sie als Ausdruck und Träger feinster seelischer Qualitäten für Jeden lebendig.

Das Buch möchte dem allgemeinen Pflanzenwissen ein intensives persönliches Erleben zur Seite stellen. Wer sich dem reichhaltigen Bildband öffnet, wird vielen Pflanzenpersönlichkeiten aus aller Welt begegnen und ihre wesenhaften Energien differenziert kennenlernen. Die imagami-Methode, ihre energetische Anwendung und ihre spirituellen Möglichkeiten werden mit diesem Buch leicht nachvollziehbar. Praktische Hinweise helfen, die eigene Wahrnehmung zu weiten und mit den lebendigen Pflanzenkräften in einen persönlichen Austausch zu treten.

Sirtaro Bruno Hahn
DER GEIST IN DEN PFLANZEN
Synergia Verlag, 24x21 cm, 152Seiten, Hardcover
ISBN 978-3-906873-11-4

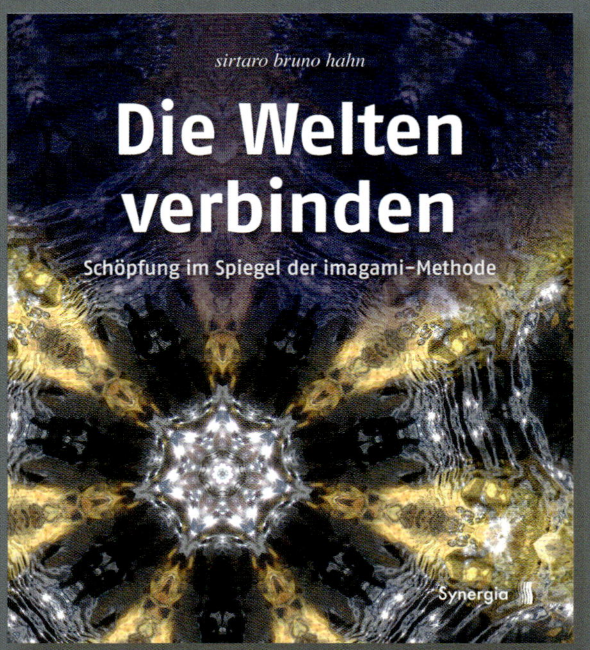

DIE WELTEN VERBINDEN

Schöpfung im Spiegel der imagami-Methode

Die Welt und ihre Erscheinungen sind Ausdruck geistiger Wirklichkeit. Alles ist miteinander verbunden, weil alles in der einen Quelle gründet. In der Natur offenbaren sich Urkräfte, um geistiges Erleben und seelische Entwicklung in Freiheit anzuregen. Die Welten verbinden sich im Bewusstsein der Menschen, die die lebendigen Kräfte in ihrem Inneren entdecken und zulassen.

Kennen Sie die Verbindung zwischen Planeten, Metallen und unseren Organen? Welche besonderen Energien fließen mit den lebendigen Wässern über die Erde? Was blickt uns aus Vulkanen an? Können sich die Kräfte des Tierkreises auch im Pflanzlichen zeigen? Beflügeln Schmetterlingsenergien unser Denken? Wie wirken imagami-Chakra-Energien auf unser Wohlbefinden? Wissen Sie, welche Kräfte sich in rituellen Feuern offenbaren und was man aus heiliger Asche lesen kann? Diesen und anderen Alltagsmysterien schauen Sie durch diesen opulenten Bildband direkt in die Augen. Trauen Sie Ihren Sinnen und verbinden Sie die Welten in sich!

Sirtaro Bruno Hahn
DIE WELTEN VERBINDEN
Synergia Verlag, 24x21 cm, 152 Seiten, Hardcover
ISBN 978-3-906873-12-1